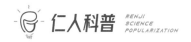

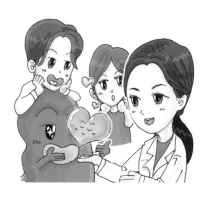

仁人科普·牟主任肾病说

主 编　牟　姗　倪兆慧

上海科学技术出版社

图书在版编目（ＣＩＰ）数据

牟主任肾病说 / 牟姗等主编. -- 上海 ： 上海科学
技术出版社，2023.12
　　（仁人科普）
　　ISBN 978-7-5478-6432-6

　　Ⅰ．①牟…　Ⅱ．①牟…　Ⅲ．①肾疾病－防治　Ⅳ.
①R692

　　中国国家版本馆CIP数据核字(2023)第239282号

仁人科普·牟主任肾病说

　主　编　牟　姗　倪兆慧

上海世纪出版（集团）有限公司
上 海 科 学 技 术 出 版 社　　出版、发行
（上海市闵行区号景路159弄A座9F-10F）
邮政编码201101　　www. sstp. cn
上海光扬印务有限公司印刷
开本　889×1194　1/32　印张　8.25
字数　230千字
2023年12月第1版　2023年12月第1次印刷
ISBN 978-7-5478-6432–6/R·2903
定价：58.00元

编写人员

序

"药王"孙思邈在《大医精诚》中感叹道:"医学之难精者也,既非神授,何以得其幽微? ……故学者必须博极医源,精勤不倦,不得道听途说,而言医道已了,深自误哉。"医家做学问应如此,做科普亦应如此。把医学科普做好,同样是一件不容易的事。

"偶尔治愈,常常帮助,总是安慰。"百年来,这句医学格言与《黄帝内经》提倡的"上工不治已病治未病"一样,充满了温度和智慧。面对当下医学科学的发展及"健康中国"的新背景,我们需要把这两个理念融合起来。医生的责任不仅是治疗疾病,更重要的是对慢性病的管理和健康养生理念的传递。在这样的时代背景下,牟姗医生团队编纂的《牟主任肾病说》应运而生。多媒体时代,医学科普已成为一种时尚,更是一种责任。本书语言轻松,不仅让人读来有"说清楚了"的豁然感,更让我们体会到了每一位作者浓浓的医者仁心。

肾脏对我们人体太重要了,有人将其比喻成生命之源。古人早就总结出"肾藏精""肾乃先天之本"的精辟论断。尽管"肾"的概念古今未必完全相应,但人们对肾脏"维系生命、为人体内环境守护神"的认知是一致的。养肾护肾已成当今共识,科学合理地护肾可以预防肾病、延长肾龄,更能对肾病患者的治疗起事半功倍的作用。然而,肾脏病的发病率逐年上升,从侧面反映出普通民众对肾脏疾病的基本认知、防治措施、家庭保健等信息的了解还比较缺乏,不利于肾脏病的科学管理。

本书不仅有七年科普历程中积累的"历史感",让人感受到文章权威和精选的用心;也蕴含着牟主任团队长期以来服务病患的"真实感",用8个主题、120篇科普短文,将肾脏病的知识娓娓道来。

书中有着三个亮点。

首先,内容全面,层层递进,深入浅出,将小小的肾脏"抽丝剥茧"一点点全面展开。从最初的"认识肾脏"到各种常见的"肾脏疾病",从"肾脏病的药物应用"到"肾移植",从"食说护肾"到"生活习惯"。本书带读者叩开肾脏世界之门，领略肾脏的方方面面。

其次，或许可给本书另起一个有趣的名字，叫作"赤脚医生说肾病"。医学总是让普通群众感到晦涩难懂，甚至望而生畏。而本书运用通俗化的语言、形象的漫画和细节化的指导，揭开医学神秘的面纱，让没有医学基础的人也能轻松读懂，有如身边的"赤脚医生"般亲切。同时，在生动、诙谐的文风之余，本书保留和延续了老一辈肾脏病专家严谨求实的作风，数据翔实、建议实用、用词精准，充分体现了肾脏病医生的专业性。

最后，中西医结合防治肾病在本书中得到了极大体现。祖国医学博大精深，作为中国中西医结合学会和中华医学会肾病学分会的重要骨干，牟姗医生及其团队结合肾病特定场景，用精准科学的语言，将中西医结合疗法推向大众，从中医理论、中西医对照和中西医协同等多个方面纠正大众对中医的错误认知，引导大众正确运用中药、健康护肾，让读者感受到中医学富有哲理又简便可及的魅力。

健康是促进人的全面发展的必然要求，是经济社会发展的基础条件，也是民族昌盛和国家富强的重要标志，是中国式现代化进程中广大人民群众的共同追求。习近平总书记强调，要"推进健康中国建设""把保障人民健康放在优先发展的战略位置，完善人民健康促进政策"，这也是我们新时代中国医生的职责。"医之为道大矣，医之为任重矣。"肾脏病的防治任重道远，需要中西医肾脏病医生的共同努力。

总结本书的初衷，我想再用《大医精诚》的一段话作为结束语："凡大医治病，必当安神定志，无欲无求，先发大慈恻隐之心，誓愿普救含灵之苦。若有疾厄来求救者，不得问其贵贱贫富，长幼妍蚩，怨亲善友，华夷愚智，普同一等，皆如至亲之想。"相信每一位医者点点滴滴的努力终会聚沙成塔、积水成渊，帮助大家树立起良好的健康意识，提高健康维护的水平，将我们描绘中的蓝图变成现实，真正实现"人人享有肾脏健康"！

上海市卫生健康委员会

胡鸿毅

2023 年 11 月

前 言

养肾对于中国人而言，是一件极为重要的大事。肾脏就像我们身体的"排毒工厂"，它像一个勤劳的清洁工，不停地过滤我们体内的废物和毒素，肾脏受损会对整个身体产生综合性的影响。肾小球肾炎、肾病综合征、肾衰竭、肾囊肿、泌尿系统结石……各种肾病严重危害着人类健康。而我国肾脏疾病患者是一个庞大的人群，尤其在糖尿病和高血压患病率上升的背景下，继发性肾病的发病率也越来越高。

要想更好地保护肾脏，需要了解更多正确的肾脏疾病相关知识。你可能会问，肾脏病是怎么引起的？早期迹象有哪些？应该如何及早发现它们？有没有一些自然疗法或者补品可以帮助改善肾脏健康？当前网络发达，能够获取知识的渠道十分广泛，但同时网上信息也鱼龙混杂，这就是为什么我们需要一本专业权威的科普书，来了解更多关于肾脏病的知识。

从2018年开始，"牟主任肾病说"微信公众号以每周一篇的频率，定期发布肾脏病相关科普文章。这些科普稿件均是在牟姗主任的指导下，由上海交通大学医学院附属仁济医院肾脏科与中医科中青年医师、上海交通大学医学院及上海中医药大学博士研究生团队撰写、审稿与推送。文章内容大多受临床医疗实践中所遇到的典型病例所启发，参考国内外各类肾病的治疗指南以及权威期刊的学术研究成果，兼具专业性、指导性与实用性。本书精选了120篇该公众号发布稿件中质量较高的篇目，将晦涩难懂的医学知识转化为简明易懂的信息，期望本书能够提高公众对肾脏疾病的认知水平，并帮助个人更好地保护和管理自己的肾脏健康。

总体而言，这本书有三大特点：其一是"接地气"，本书命题多采用疑问句或比喻句，图文并茂、拒绝枯燥，在可爱的卡通角色带领下，我们一起探索"认识肾脏""肾脏检查""肾脏疾病""肾脏病与药物""肾移植""食说护肾""中医护肾"和"生活习惯"八大版块，每一个版块都将以轻松活泼的方式，向我们展示肾脏的奇妙之处以及如何保护肾脏健康；其二是"重实用"，本书内容丰富，资料翔实，尤其展现了中医药在诊治肾脏病方面的独特优势，在这本书里，您将看到中医药的珍贵经验与现代医学的结合，为肾脏健康带来了新的希望和方向；其三是"全链条"，本书提供科学、通俗的防治肾脏疾病的科普知识，旨在帮助读者更好地保护肾脏健康，做到未病先防、既病防变和病后防复。书中内容广泛，涵盖全面，重点突出，并形成了系统完整的知识体系。

以患者为中心，是当代医学最突出的特征。事实上，普及医学科学知识、传播防病治病的基本常识，不仅是医务工作者仁心仁术的展现，也是医务工作者义不容辞的职责。医生依据自己的专业知识，借助深入浅出、通俗易懂的科普读物，帮助患者了解疾病的过程及治疗选择，普及疾病的防治知识，将有助于在医生、患者及家属之间进行更深层次的沟通，在充分尊重患者的基础上提供更个性化的医疗服务，同时，更能提高社会对肾脏病的认识，推进健康中国的建设。

这本书适合大众尤其是肾脏疾病患者、患者家人或对肾脏感兴趣人士阅读。健康是一切幸福与财富的源头，愿大家都能明哲保"肾"，拥有健康。同时也欢迎关注"牟主任肾病说"微信公众号，收获更多新的防病知识。

本书编委会
2023 年 10 月

目 录

 第一章　认识肾脏　001

这是你的肾脏在报警 / 002

肾脏如何帮你排泄废物 / 004

尿毒症与钙磷代谢紊乱 / 006

水、电解质平衡紊乱 / 008

肾性高血压的来龙去脉 / 010

震惊！酸碱平衡原来是这么回事 / 012

慢性肾脏病为什么会导致贫血 / 014

危险的脂质代谢紊乱 / 016

压着肾脏的三座大山："三高" / 018

腰酸、腰痛一定是患了肾病吗 / 020

医生，我为什么肿了 / 022

夜尿增多，你怕了吗 / 024

尿一直憋着，膀胱会炸吗 / 026

为什么我憋不住尿了 / 028

为什么我一喝水就想上厕所 / 030

动物排尿时间都是21秒吗 / 032

肾脏也会变老吗 / 034

 第二章　肾脏的检查　037

尿中出现红细胞，哪里出了问题 / 038

小便有泡沫，警惕蛋白尿 / 040

你了解蛋白尿的治疗吗 / 042

血肌酐高，一定是肾病吗 / 044

揭秘肾穿刺活检 / 046

肾脏超声影像，你看对了吗 / 048

医生为何让我查自身抗体 / 050

基因诊断，是神秘武器还是"鸡肋" / 052

关于尿液检查的知识点 / 054

就诊指南——送给第一次来医院看病的肾友 / 056

第三章　　肾脏疾病　　059

IgA肾病 / 060

膜（魔）性肾病 / 062

糖尿病肾病 / 064

狼疮性肾炎——她们的战"狼"史 / 066

高血压与肾脏病，先有鸡还是先有蛋 / 068

急性肾损伤的发病与预防 / 070

横纹肌溶解与急性肾损伤 / 072

防治"对比剂肾病" / 074

脓毒症相关急性肾损伤 / 076

当心！高尿酸血症不只是痛风 / 078

痛风、晶体性肾病、痛风性肾病 ——恼人的"三兄弟"

/ 080

肾病综合征，你真的了解吗 / 082

过敏性紫癜竟也和肾脏有关 / 084

肥胖也会引起肾病吗 / 086

抗磷脂抗体综合征中的肾脏疾病 / 088

M蛋白血症累及肾脏怎么办 / 090

聊聊肾囊肿那些事儿 / 091

当心肿瘤 / 093

聚焦肾癌术后慢性肾脏病 / 095

孤立肾患者需要注意什么 / 096

尿频、尿急、尿痛 / 098

尿毒症揭秘 / 100

积极面对"不幸"的尿毒症 / 102

尿毒症，"毒害"的不单单是肾脏 / 104

延肾攻略——血透、腹透、肾移植，尿毒症不再是绝症 / 105

什么时候开始做透析 / 107

透析了，还需要关注残余肾功能吗 / 108

心肾综合征是怎么回事 / 110

慢性肾病患者为什么身上痒 / 112

慢性肾病为何会引起认知障碍 / 114

为什么我的血变黏了 / 116

肾脏和肠道的"爱恨情仇" / 118

肾脏也需要"新鲜空气"吗 / 120

鲜为人知的Alport综合征 / 122

罕见的胶原Ⅲ肾病 / 124

了解法布里病（Fabry病） / 125

走进吹起多囊泡的肾 / 126

妊娠期间肾脏会发生哪些变化 / 128

有慢性肾脏病的准妈妈们需要注意什么 / 130

十月怀胎鬼门关之"肾关" / 132

第四章　肾脏病与药物　135

"是药三分毒"，小心你的肾 / 136

影响肌酐却可以保护肾脏的药物 / 138

解热镇痛药物，为何能止痛却伤肾 / 140

没有高血压，为什么要吃降压药 / 142

如何正确服用痛风相关药物 / 144

小小感冒药，乱吃后果很严重 / 146

激素一减量，病情就复发怎么办 / 148

减肥谨防伤肾 / 150

第五章　肾移植　153

肾病终末期，我可以进行肾移植吗 / 154

肾移植手术前，要做哪些准备 / 156

为什么移植后，我的肌酐又慢慢上去了 / 158

肾移植术后，如何进行自我监测 / 159

免疫抑制剂，到底该怎么吃 / 161

食好，肾好——肾移植术后的营养 / 163

肾移植术后常见并发症 / 165

肾移植术后随访重点 / 167

为什么医生推荐我做计划性移植肾穿刺活检 / 169

肾移植后可以生育吗 / 171

肾移植后可以进行体育运动吗 / 173

猪肾移植真的实现了吗 / 175

"万众瞩目"的人工肾 / 177

第六章　食说护肾　179

为何要控制钠盐摄入 / 180

为何要少吃"钾" / 182

为何要限制磷的摄入 / 184

喝饮料要注意什么 / 186

如何摄入蛋白质 / 188

说一说关于豆制品的谣言 / 190

你吃的那些"保健品"，真的能保健吗 / 192

肾友摄入脂肪的注意事项 / 194

痛风患者怎么吃 / 196

"超加工食品"会伤肾吗 / 198

如何吃才能增强免疫力 / 200

节日期间要当心美食伤肾 / 202

第七章　中医护肾　205

中医"肾"与西医"肾"是一回事吗 / 206

得了肾病，看中医还是西医 / 208

中医药如何治肾病 / 210

解锁煎中药的"正确姿势" / 212

"是药三分毒"，中药也不例外吗 / 214

服用中药，记得关注血钾 / 216

为什么不是所有人都适合吃六味地黄丸 / 218

护肾有方之中医外治 / 220

艾灸的功效 / 222

中药养生代茶饮 / 224

补肾食疗与药膳 / 226

给体质分个类 / 228

 第八章　生活习惯　　231

熬夜、失眠也会伤肾 / 232

肾病患者能运动吗 / 234

夜尿增多怎么办 / 236

美了颜，为何却伤了肾 / 238

你的工作会影响肾脏健康吗 / 240

肾脏不好，为何与牙有关 / 242

说说"感冒"那些事儿 / 244

吸烟对肾脏有危害吗 / 246

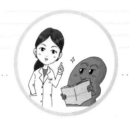

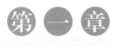

认识肾脏

这是你的肾脏在报警

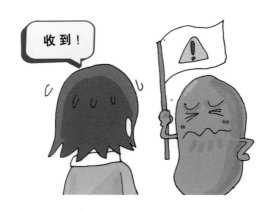

慢性肾脏疾病因其低知晓率、高发病率、高死亡率而被称作是"沉默的杀手"。很多肾病患者体检时才发现肾脏病，以至于错过了最佳治疗时机。在日常生活中，身体一旦出现以下症状，那就有可能是肾脏在向你报警哦！

尿液异常

尿量变化，夜尿增多：正常人每天排尿 1 000 ～ 2 000 毫升，无论尿量变多还是变少，都很可能是肾脏功能不良的早期表现。

尿性状改变：小便泡沫多，长久不消失，这可能是蛋白尿。尿液呈浓茶色、酱油色，提示血尿的发生。

水肿

肾脏是人体代谢水的器官，肾不好，水就会蓄积。肾病综合征引起的水肿多从下肢开始，肾小球肾炎引起的水肿多从眼睑、颜面开始。

面容改变

面色苍白浮肿，皮肤紧而干燥，用力按压后回弹弱，这便是颜面水肿。双颊有蝶形红斑，这是系统性红斑狼疮的典型表现，肾脏常常受累。面色苍白，口唇、眼睑发白，这是肾性贫血患者的常见面容。

其他症状

肾脏病发展到终末期，会影响胃肠道功能，导致恶心、呕吐、食欲不振等症状。

终末期肾病患者，由于体内尿素不能经尿液排出，导致皮肤瘙痒。

原因不明的贫血

导致贫血的原因很多，病因不明的贫血患者需要注意筛查肾脏疾病，老年人尤需注意。

高危人群

高血压、糖尿病、高尿酸血症、血脂异常、肝病等慢性疾病易诱发肾脏疾病。病程5年以上的高血压、痛风等慢性病患者，最好每半年查一次肾功能，每3个月查一次尿常规，重点监测尿蛋白。年轻高血压患者应注意筛查肾功能，以排除肾性高血压。

亲属中有肾病患者，其他家庭成员患肾脏病的机会明显增加。因此，当直系亲属患有肾脏病时，其他家庭成员一定要注意定期筛查肾脏疾病。

当肾病悄然而至，或许你还茫然不觉，以至于耽误了治疗的最好时机。因此，掌握肾脏病的预警信号是十分必要的。

周　航

肾脏如何帮你排泄废物

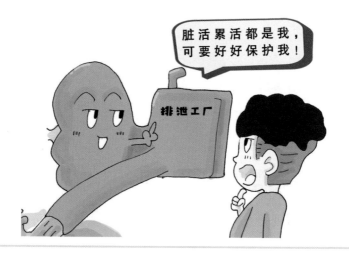

众所周知，肾脏是"排毒"的主要器官。身体中的代谢产物、药物等，都要经过肾脏代谢，最终形成尿液排泄到体外。

尿液是如何产生的

肾脏有很强的过滤能力，可以在1分钟内过滤约3罐可乐容量（750毫升）的血液量，5分钟就可以过滤整个人体全部的血液量。肾脏将血液中的代谢废物过滤后形成原尿（每天约180升）。原尿再经肾小管和集合管的重吸收，最终形成约1.5升尿液，并排出体外。

什么因素会引起尿量异常

尿量异常可分为少尿或无尿、多尿两种情况。尿量的多少主要与水分的摄入量有关，但也受多种因素的影响。比如：大量摄入水分、饮用浓茶等，可以使尿量增多；运动后出汗，可使尿量减少，这些是生理状态下的尿量正常波动。

少尿或无尿可能由哪些疾病引起

少尿是指24小时尿量少于400毫升或每小时尿量少于17毫升。

无尿是指24小时尿量少于100毫升或者12小时内完全无尿。

引起少尿或无尿的原因多种多样，主要可以概括为三类：一类是休克、低血压等状况导致流经肾脏的血液减少；一类是由肾小球肾炎、肾小管间质损伤等疾病引起；最后一类是由尿路结石、肿瘤等尿路梗阻所引发。

哪些疾病会出现多尿的症状

24小时尿量经常超过2 500毫升，为多尿。

尿崩症、原发性醛固酮增多症等内分泌疾病，慢性肾炎、慢性肾盂肾炎等肾小管-间质功能障碍性疾病，以及精神紧张、焦虑等，均可导致多尿。

如何保护肾脏功能

合理饮水。一般来说，成年人保持每天7～8杯水（1 500～1 700毫升）的摄入量即可。在高温或身体活动出汗后，可适当增加水摄入量，但不可过量（如一次性饮水1 000毫升以上），并应与电解质一起摄入。

多吃蔬菜水果。黄瓜、樱桃等食物有助于刺激肾脏增加尿液排泄量，增强肾脏的排毒功能。

注意饮食蛋白质的摄入量。慢性肾病患者应根据医生的建议，选择优质蛋白质饮食，并控制蛋白质的总摄入量。

杨小茜　汤璐敏　夏　佳

尿毒症与钙磷代谢紊乱

尿毒症是慢性肾脏病进展的终末阶段，肾功能严重衰竭，无法及时排出身体内的代谢废物，也无法稳定维持身体内水分、电解质的平衡，从而出现多种多样的临床症状。其中，低血钙、高血磷是尿毒症患者的常见症状，医生也常常叮嘱此类患者要注意钙磷平衡，其中的原理是什么呢？

为什么会出现低血钙

肾脏是生成活性的维生素D_3的器官，而活性维生素D_3是促进钙质吸收的重要维生素。尿毒症患者肾脏生成活性维生素D_3的功能衰竭，导致患者对饮食中钙质的吸收障碍，从而出现低血钙。此外，尿毒症患者胃口不佳，钙摄入减少，也是导致低血钙的重要原因。

为什么会出现高血磷

肾脏的另一个重要功能是排出身体内过多的磷。尿毒症患者的肾脏排磷功能也相应衰竭，从而出现高血磷。血液中钙、磷浓度的乘积为一常数，因此血磷的升高也会进一步加重低血钙。

这会带来哪些严重后果

钙磷代谢紊乱会引起一系列临床症状。比如：长期慢性低血钙会促使机体增加骨骼溶解来释放骨质中储存的钙，从而引起骨质疏松甚至骨折；钙磷水平紊乱时，磷酸钙容易沉积在本不该沉积的地方，如软组织、血管处，从而引起血管钙化，增加心血管事件的发生风险；血中异常的钙磷水平还会引起广泛的全身轻微炎症反应，这也是引起尿毒症慢性瘙痒的原因之一。

如何预防和处理

首先，控制血磷是必不可少的一步。肾友们要注意减少饮食中磷的摄入量，必要时服用磷结合剂，以降低血磷；还应控制血钙，必要时配合补充钙剂和维生素D等治疗。

　　总而言之，出现钙磷代谢紊乱的肾友们应调节生活方式，控制饮食，积极配合医嘱和药物治疗，稳定钙磷水平。

蔡安祥

水、电解质平衡紊乱

临床上，病友们总会有这样的疑问：为什么我晚上睡觉总是想上厕所？为什么我总觉得头晕，浑身没力气？明明我看的是肾脏科，医生为什么老让我做心电图？其实这些问题，往往都和肾脏的一大功能——调节水、电解质平衡有关。

肾脏通过肾小球过滤尿液，生成的滤液中，除水外，还含有多种电解质，包括钠、钾、钙、镁等离子，其中大部分离子又被肾小管重吸收。当肾脏的过滤或重吸收功能出现问题，一系列物质无法排出或大量损失时，就会导致水、电解质平衡紊乱。

为什么夜间睡觉时总是想上厕所——水平衡失调

慢性肾脏病早期，残余肾单位功能代偿性增加，水排出增多，以维持体内水代谢平衡，因此夜尿增多是肾衰最早期的症状之一。随着肾衰的进展，尿浓缩功能减退，甚至出现少尿。此外，肾病综合征患者的水分会聚集在组织间隙，从而引起下肢乃至全身水肿。

为什么总感觉浑身乏力——钠平衡失调

肾脏有完善的钠调节机制，能够维持血钠的恒定。慢性肾衰早期，通过一定的代偿机制，肾脏仍可维持钠的平衡；随着肾衰的进展，肾功能减退，水和钠丢失更多，便会出现头晕、乏力等低血压症状，严重者甚至出现休克昏迷；肾衰晚期，则会出现高钠血症，引起水肿、高血压、心力衰竭、肺水肿、脑水肿。

为什么医生总是关注我的血钾水平——钾平衡失调

人体摄入的钾，90%～95%经由肾脏排泄，钾的平衡同样依靠肾脏强大的代偿功能。当合并感染、酸中毒、创伤、脱水、进食高钾食物或服用影响血钾的药物、输库存血，以及少尿、无尿等情况，可发生高血钾，导致心律失常，甚至心搏骤停，因此肾病患者特别要注意预防高钾血症的发生。

水、电解质紊乱可表现为单一类型，也可为混合型；可独立存在，也可继发于其他疾病；症状轻重不一，轻者可无明显临床表现，而重症则可危及生命。因此，对慢性肾病患者而言，按时随访、定期复查是关键。

陈　倩

肾性高血压的来龙去脉

慢性肾病患者多有高血压，需要长期服用降压药。然而，您是否常有疑惑，为什么我从前没有高血压，诊断肾脏病后就患上了高血压？为什么患肾病后，我的高血压愈发严重？都是高血压，为什么有的人服用降压药，有的人服用利尿剂？这一切，都和肾性高血压密切相关。

什么是肾性高血压

由肾脏疾病引起的高血压称为肾性高血压。终末期肾病需要依靠透析维持生命的患者几乎都合并高血压。当肾病进展时，高血压可能会进一步加重，而出现高血压后又可进一步损害肾功能，形成恶性循环。

肾性高血压的发病机制是什么

1. 水钠潴留

慢性肾脏病患者的肾脏排钠功能降低，体内钠含量升高，继而引起水钠潴留，最终导致高血压。同时，水、钠摄入过多和低蛋白血症也可导致水钠潴留。

2. 肾素-血管紧张素系统活性增高

主要见于慢性肾小球肾炎、肾小动脉硬化症等疾病。由于血液循环障碍，肾脏处于相对缺血状态，激活了肾素-血管紧张素系统，同时兴奋了交感-肾上腺髓质系统，引起血管收缩，导致血压上升。

3. 肾分泌的抗高血压物质减少

正常肾脏能生成前列腺素 A_2 和前列腺素 E_2 等舒张血管的物质，降低血压。当肾功能障碍时，肾脏产生的抗高血压物质减少，进一步导致高血压。

应该如何控制肾性高血压

主要由水钠潴留所致的高血压，患者应限制钠盐摄入，同时应用利尿剂，以起到较好的降压效果。

主要由肾素-血管紧张素系统活性增高引起的高血压，饮食限钠和应用利尿剂的疗效较差，需要采用药物抑制肾素-血管紧张素系统的活性，才有明显的降压作用。氯沙坦钾、厄贝沙坦、奥美沙坦酯、培哚普利、贝那普利等均属于此类药物。

肾性高血压与慢性肾脏病密切相关，通过了解它的发生机制，有助于针对性地进行治疗和预防。同时，高血压患者也应经常监测血压，根据血压的变化，在医生指导下调整药物剂量。

陈　倩

震惊！酸碱平衡原来是这么回事

曾几何时，"酸碱体质理论"风靡一时，由此派生出许多以此牟利的"健康产品"，不明真相的围观群众纷纷争当"韭菜"。然而，"酸碱体质理论"和医学上的"酸碱平衡"并不是一回事。现代医学中没有"酸性、碱性体质"的概念，正常人体内的酸碱度（pH值）依靠自身调节系统稳定在7.35～7.45。

人体的酸碱物质从哪里来

碱性物质来源于食物、药物，以及由糖类、蛋白质和脂肪在分解代谢过程中产生。

酸性物质分两类：一类是挥发性酸（碳酸），由糖类、脂肪和蛋白质在体内完全氧化时生成，通过肺以二氧化碳的形式排出；一类是固定酸，由三大营养物质发生不完全氧化时产生，主要通过肾脏排出。

如何维持酸碱平衡

在正常膳食条件下，人体内产生的酸性物质远比碱性物质多，因此机体主要通过调节酸，以实现酸碱平衡。机体酸碱平衡的调节离不开默默工作的三大劳模：肾的重吸收和排泄作用、肺的呼吸作用和血液的缓冲作用。

当机体内的酸性物质或碱性物质过多，超过机体的调节能力，或肺、肾的病变（如肾功能衰竭等）使其调节机制发生障碍，就会导致酸碱平衡失调。

尽管三大劳模缺一不可，但肾脏在其中发挥着至关重要的作用。肾脏是机体酸碱平衡调节的最终保证，当肾功能严重衰竭、出现代谢性酸中毒时，必须进行血液透析，以挽救患者的生命。

体液变酸，对健康有很大影响

酸碱失衡会对人体很多器官产生影响，轻则引起肾结石，重则导致休克、心律失常等。

如何防治代谢性酸中毒

积极配合医生，预防和治疗原发病，是防治代谢性酸中毒的基本原则。

1. 对症治疗

纠正水、电解质代谢紊乱，恢复有效循环血量；控制血糖；适量服用苏打水，改善肾功能；严重者可根据具体情况选择静脉输液或血液透析治疗。

2. 均衡饮食

适当减少鱼、肉、禽、蛋、油、米、面等酸性食物的摄入量，增加蔬果等碱性食物的摄入量。

伍佳佳

慢性肾脏病为什么会导致贫血

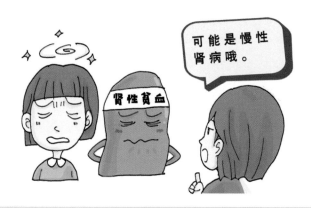

肾性贫血是慢性肾脏病的常见并发症之一，它是指各种肾脏疾病导致红细胞生成素绝对或相对生成不变，以及尿毒症毒素影响红细胞生成及其寿命而发生的贫血。那么，肾性贫血为何会发生呢？又该如何处理呢？

慢性肾脏病导致肾性贫血的原因

首先，肾脏能够产生刺激红细胞生成的物质——促红细胞生成素，简称促红素。随着病程进展，慢性肾病患者残余肾功能慢慢下降，促红素生成减少，红细胞生成相应减少。

其次，在正常情况下，当感知到血液中血红蛋白的携氧能力减弱时，机体会启动应答，促进红细胞生成。慢性肾病患者无法对缺氧刺激产生足够的应答反应，故无法及时纠正贫血状态。

最后，慢性肾病患者体内毒素蓄积，导致红细胞寿命缩短。红细胞生成的速度小于红细胞凋亡的速度，因而出现肾性贫血。

肾性贫血有哪些危害

肾性贫血会增加慢性肾病患者罹患其他并发症的风险。尤其对于老年人来说，肾性贫血与心血管疾病（如心绞痛、心衰等）发生、认知功能障碍加重、住院率增加、摔倒与骨折的风险增高等均有关系。

肾性贫血如何治疗

1. 使用刺激红细胞生成的药物

治疗目的是补充慢性肾病患者的促红素。值得注意的是，慢性肾病患者的贫血病因多样，如营养不良、失血等，只有排除了其他贫血原因、诊断为肾性贫血的慢性肾病患者，才适用此种药物治疗。

2. 应用铁剂

慢性肾病患者常存在铁缺乏，铁剂治疗不仅可以改善贫血，还可提高刺激红细胞生成药物的疗效。

3. 应用低氧诱导因子脯氨酰羟化酶抑制剂（HIF-PHI）

这是一种治疗肾性贫血的小分子口服药物，可有效改善肾性贫血。

肾性贫血是慢性肾脏病的常见并发症之一，明确诊断是关键，药物治疗是首选。

应奕雯

危险的脂质代谢紊乱

脂质代谢与肾脏病的关系

血脂是血清或血浆中包含的所有脂类，如胆固醇、甘油三酯、磷脂、脂肪酸等。肾病患者常伴有不同程度的脂质代谢紊乱，其中约一半的肾功能不全患者存在血脂异常。脂质代谢紊乱是心血管疾病的主要危险因素，可增加慢性肾病患者发生心血管事件的风险，同时加重肾损害，增加发生尿毒症的风险。

脂质代谢紊乱在哪些肾脏疾病中更常见

肾病综合征：血脂代谢异常是肾病综合征的主要表现之一。在肾病综合征患者中，大量蛋白从尿液中漏出，肝脏合成脂质增多，以代偿血浆蛋白的丢失。

慢性肾衰竭：慢性肾衰竭患者常伴有中度的高甘油三酯血症，载脂蛋白的分布也会出现异常。这些改变使患者发生心血管事件的概率增高、死亡风险增加。

肾移植：肾移植患者常伴有血脂异常。早期的脂质代谢紊乱可能与移植后使用激素和免疫抑制剂有关；晚期可能与肾功能恶化、肾小球滤过率下降和蛋白尿增多有关。

肾病患者血脂代谢紊乱怎么治

肾病患者治疗血脂代谢紊乱有两大目标：一是延缓肾脏病进展，二是防治心血管疾病。

主要治疗措施包括：

采用低胆固醇、高多不饱和脂肪酸饮食。一般指富含亚油酸的食物，如玉米油等。亚油酸是人体必需脂肪酸，在体内不能合成，只能通过食物摄入，能降低血浆胆固醇、低密度脂蛋白胆固醇和极低密度脂蛋白胆固醇。

补充鱼油。鱼油中富含不饱和脂肪酸，既能降脂，也能抗炎。

使用他汀类药物，抑制肝脏合成胆固醇，促进肝脏对低密度脂蛋白胆固醇和极低密度脂蛋白胆固醇的清除，防止动脉硬化，保护心血管和肾脏。

　　贝特类药物能促进脂类降解，同时减少肝脏合成和分泌极低密度脂蛋白胆固醇，降低血浆甘油三酯和增加高密度脂蛋白胆固醇水平。高密度脂蛋白胆固醇，俗称"好"胆固醇；低密度脂蛋白胆固醇和极低密度脂蛋白胆固醇，俗称"坏"胆固醇。

　　慢性肾病患者应根据自身的血脂情况在医生指导下选择合适的降脂方案，并定期随访血脂。

汤璐敏

压着肾脏的三座大山："三高"

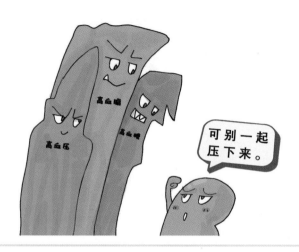

"三高环境"是指高血压、高血脂及高血糖。随着生活水平的提高，肾病的流行病学正发生着转变，老年慢性肾病的主要病因是糖尿病和高血压，而非原发性肾小球疾病。糖尿病肾病是糖尿病患者最重要的并发症之一，目前在我国已成为导致尿毒症的第二大主因，仅次于各种慢性肾炎。

这听起来似乎有些危言耸听，为什么如此强调"三高"对于肾脏的损害呢？肾友们了解了肾脏的解剖结构就能明白了。

血管球

肾脏结构和功能的基本单位是肾单位。肾单位由肾小球、肾小囊和肾小管组成，肾小球和肾小囊合称为肾小体。肾脏的血供极其丰富，接受约四分之一的心排血量。

"恶毒"的"三高"

滴水能穿石。长时间处于高血压状态，使肾小球动脉的内皮细胞极易受损伤，给过多的血脂提供了可乘之机。高血脂、高血糖会使血液黏稠、流速变缓，导致脂质在血管壁上沉积，血管管腔逐渐变窄。血糖过高损害血管内膜，导致红细胞膜和血红蛋白糖化，机体发生缺血、缺氧，从而诱发肾脏缺血、肾脏萎缩或间质纤维增生等。

如何推倒"三座大山"

非药物治疗方法包括饮食管理、减肥、中等强度的规律运动。

对肾炎患者来说，饮食里的钠是诱发高血压的主要因素，因此需要低盐饮食。尽量不吃各类加工食品，如烤肉、腊肉、火腿肠等。少吃生糖指数较高的食物。谨慎选择主食，多吃一些五谷杂粮，以补充膳食纤维。少吃高胆固醇食物，尽量以植物油代替动物油，多吃粗粮、蔬菜和水果，控制饱和脂肪酸的摄入。如果改善生活方式之后仍无效，应当采用药物治疗。合并糖尿病的患者应注意筛查尿微量白蛋白。

总之，高血压、高血脂及高血糖是危害肾脏的"三座大山"。长时间处于三高状态，会增加肾功能衰竭的发生风险，日常生活中的保肾、护肾工作迫在眉睫。

伍佳佳

腰酸、腰痛一定是患了肾病吗

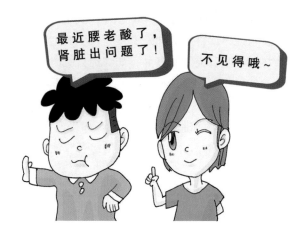

　　提起肾脏，"腰子"是一个绕不开的名称，肾脏和腰常被人们混为一谈。你看，这两位患者扶着腰来肾内科看病了。

　　腰酸、腰痛与肾脏病之间有没有关系

　　腰酸、腰痛主要由感染性和机械性因素引起。如：肾盂肾炎、肾周脓肿和肾结石等，常有发热、寒战、脓尿、血尿等症状。肾实质组织水肿或肾包膜受牵拉、压迫，也会引起腰部酸痛。

　　此外，腰酸、腰痛还可能与睡姿、坐姿及职业习惯有关。许多人由于姿势不良导致腰肌和脊柱病变，也会出现腰痛、腰酸，常因此来肾内科就诊。

　　由肾脏病引起的腰酸、腰痛症状有哪些

　　由肾脏感染性疾病引起的腰部酸痛，多表现为单侧腰痛，难以忍受按压和叩击检查，往往伴发热、寒战，可以通过验血、做尿常规和B超检查来诊断。

　　肾脏肿瘤或囊肿牵拉肾包膜引起的腰酸、腰痛，表现为持续性胀痛和钝痛，可以通过B超或CT检查来确诊。

　　肾结石若嵌顿在输尿管内，可引起间歇性、发作性的剧烈绞痛，可能向会阴部放射。实验室检查可以明确诊断。

　　值得注意的是，慢性肾炎在疾病发展过程中不会出现明显腰痛，主要以蛋白尿、血尿、高血压、水肿为表现。可以通过尿常规、肾功能和超声检查明确诊断。

腰肌劳损导致的腰酸、腰痛表现如何

　　腰肌劳损患者常在体力劳动、腰部受凉后发生腰部酸痛。多表现为腰背部（有时包括臀部）弥漫性疼痛，侧腰部尤为明显，患者多能明确指出痛点。晨起疼痛剧烈，活动数分钟后可有所缓解，至傍晚因活动过多而疼痛复现，休息后可好转。

　　腰酸、腰痛可能由肾脏疾病引起，也可能是腰肌劳损作祟。所以，一旦出现腰酸、腰痛，可以对照上述症状初步判断病因，再决定究竟是去肾内科还是去骨科就诊。

杨小茜

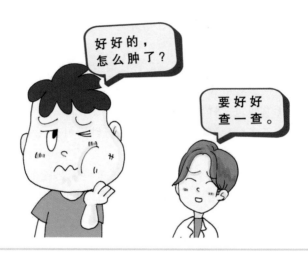

医生，我为什么肿了

试想一下，您是否有过这样的经历：清晨起床，发现自己的脸突然"胖若两人"；坐着打了一下午麻将，起身时发现腿早已肿得不成样子。水肿总是让人心生不快，乃至警惕的。那么，水肿有哪些常见原因，该去什么科室就诊呢？

为什么会水肿

水是生命之源。人身体中含有大量的水，它存在于血管和组织器官中。当这些水分的分布发生异常，过量的液体积聚在组织间隙中，便造成了水肿。根据分布位置不同，水肿分为两类：当异常积聚的液体分布在全身组织间隙中时，称为"全身性水肿"；如果积聚在局部，那么便是"局部性水肿"。水肿发生的原因有二：一是体内的液体留存过多；二是血管中的液体流到组织间隙中，或组织中的液体不能正常回流到血管内。

哪些疾病可能导致水肿

肾脏疾病导致的肾源性水肿是导致全身性水肿的常见原因，各种肾炎、肾病都可能成为"罪魁祸首",主要表现为早起后眼睑和颜面部水肿,逐渐发展为全身水肿。心脏疾病会导致心源性水肿,水肿从足、下肢开始发展,逐渐蔓延至全身。肝硬化失代偿期的患者常出现肝源性水肿,表现为下肢水肿伴腹水、脾肿大、腹壁静脉曲张等肝硬化症状。

其他常见的水肿还包括营养不良导致的水肿、甲减患者的胫前黏液性水肿、药物性水肿等。炎症、过敏、血栓、丝虫病等均可能导致局部水肿。

水肿的原因多种多样,患者该去什么科就诊呢?既往有肾脏、心脏、肝脏、内分泌等系统疾病的患者,应优先考虑去相应科室就诊。如果一时没有头绪,也可以选择去肾内科或心内科就诊,由医生通过全面询问病史、体格检查和辅助检查来发现原因,再转诊到相应科室进行治疗。

蔡安祥

夜尿增多，你怕了吗

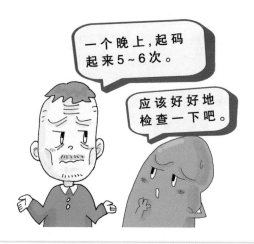

冬天的夜晚，最舒服的事情莫过于躺在温暖的被窝里，然而总有一件事让你不得已下床，那就是夜尿。夜尿，外号"睡眠杀手"，即使睡得再沉，你也不得不因此起身感受冬日的寒冷。夜尿增多不仅影响睡眠，频繁起夜更是增加了老年人发生跌倒的风险。

什么是夜尿增多

正常人夜间排尿一般为 0 ～ 2 次，尿量为 300 ～ 400 毫升，约为 24 小时总尿量的 1/4 ～ 1/3。随着年龄增长，白天尿量与夜尿量的比值逐渐减少，至 60 岁时降至 1 : 1。若夜间排尿次数和尿量明显增多，夜间尿量超过全天总尿量的一半，则称为夜尿增多。

夜尿增多要重视吗

有些人认为，小便多就是肾脏好，晚上小便多更好，这是绝对错误的认知。正常人晚餐后一般饮水不多，入睡后体内代谢率低、血流缓慢，经过肾小管的原尿可被充分重吸收，故夜尿量应显著少于白天尿量。夜间排尿 0 ～ 2 次属正常，大于 2 次则说明肾小管的重吸收功能差，可能已经存在早期肾功能不全，需要进一步检查尿比重、尿蛋白、肾功能等指标，以明确肾功能状况。

夜尿增多常见于哪些疾病

1. 肾病性夜尿增多

因各种原因造成肾脏损害，肾功能减退，肾脏不能在白天将体内代谢产物完全排出，需要夜间继续排泄，以致夜尿增多。常见于慢性肾功能不全等疾病。

2. 排水性夜尿增多

由于体内水钠潴留，特别是心功能不全者，晚上平卧后回心血量增加，肾血流量和尿量亦随之增加。常见于各种心脏病伴心功能不全者。

3. 精神性夜尿增多

由于失眠或精神因素导致夜尿次数增多，尿量无明显增加。严格地说，仅排尿次数增加而尿量不增加者，不属于夜尿增多范畴。

总之，如果出现长期夜尿增多，患者不可掉以轻心，应及时就医，在医生指导下进行相应检查和治疗。

徐　垚

尿一直憋着，膀胱会炸吗

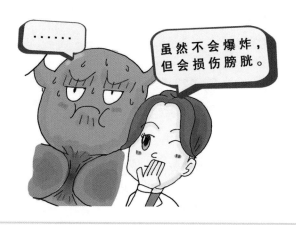

　　憋尿常是不得已的选择。健康人如果一直憋着尿，会导致膀胱炸裂吗？要回答这个问题，首先需要了解排尿所需的正常生理结构。

膀胱的正常生理结构

　　膀胱就像一个蓄水池，有进水口和出水口，守住出水口的是"尿道括约肌"，分为内括约肌和外括约肌。

　　当膀胱里的尿液为250～300毫升时，膀胱会"告诉"大脑"水快满了"，人就会感到隐隐的尿意。这时，内括约肌会打开，但外括约肌则会听从大脑的指令：如果附近没有厕所且膀胱还有剩余空间，大脑便会下达"憋尿"指令，外括约肌收缩，不"开闸放水"。

　　当膀胱内的尿液量超过800毫升时，有两种情况：要么外括约肌失去控制，意外"撒手""一泻千里"；要么外括约肌持续收缩到僵硬，直至主人找到厕所。

　　因此，健康人不太可能会憋炸膀胱。除非屋漏偏逢连夜雨，当膀胱膨胀、膀胱壁变薄时，刚好受到外力冲击，可能导致膀胱破裂。

膀胱不会憋炸，那能经常憋尿吗

答案是：不能。经常憋尿坏处很多。

1. 损伤膀胱功能

经常有意识地憋尿，会使控制膀胱收缩的神经功能发生紊乱，导致"想尿尿不出，不需要尿时却有尿意"。

2. 引发尿路感染

长期、反复地让"膀胱"极度膨胀，有细菌的尿液不能及时排出，很容易引起尿路感染。顽固的细菌有时候还会逆行到肾脏，引起更严重的肾盂肾炎，甚至损害肾功能。

3. 诱发排尿性晕厥

排尿性晕厥又称小便猝倒，主要表现为人在排尿时因意识短暂丧失而突然晕倒。憋尿太久后突然排尿，容易导致神经过度兴奋，同时膀胱排空过快，腹腔压力不足，导致血压降低、脑供血不足，从而出现排尿性晕厥。

因此，尿能不憋，就别憋着。如果你正在憋尿，看完这篇，还不赶紧去上个厕所？

伍佳佳

为什么我憋不住尿了

不少人发现，随着年龄增长，憋尿的本领不如以往，有时甚至还会发生漏尿的情况。今天，就让我们一起来了解个中缘由。

憋不住尿，即尿失禁。尿失禁可发生于各年龄阶段，老年患者更为常见。一部分患者为暂时性尿失禁，由一些短期原因（如便秘、泌尿道感染等）导致，可自愈。更多患者则为非暂时性尿失禁，主要由肌肉无力、神经紊乱、内分泌失调等因素引起。

尿失禁有哪些类型

1. 压力性尿失禁

压力性尿失禁是女性尿失禁最常见的形式。通常是由于盆底肌肉在分娩后松弛、体重增加等原因引起，女性月经期和更年期尤为严重。表现为当腹压增加（如咳嗽、大笑、颠簸）时，出现不自主地溢尿。

2. 功能性尿失禁

认知功能障碍是功能性尿失禁的主要原因，多见于老年痴呆患者。患者控制排尿的肌肉功能正常，但由于认知功能障碍，无法有意识地控制肌肉，从而导致不自主地溢尿。

3. 充溢性尿失禁

充溢性尿失禁通常是由于膀胱张力减弱或尿道梗阻，以至于膀胱充盈时有尿液溢出。患者往往会感到膀胱从来没有完全排空过，每次排尿过程都漫长而困难，且排尿后仍然感觉膀胱不舒服。

4. 急迫性尿失禁

急迫性尿失禁会让人突然产生一种强烈的排尿欲望，并迅速出现尿液渗漏，患者甚至来不及进入卫生间。急迫性尿失禁常由神经损伤、膀胱及泌尿系统感染或某些药物引起，常见于更年期妇女，以及糖尿病、帕金森病、卒中等患者。

有什么方法能够改善

首先，应减少饮食刺激。减少或避免（尤其睡前1～2小时内）摄入会刺激膀胱的食物或饮料，如酒精、碳酸饮料、乳制品、咖啡、茶等。

其次，患者可以通过进行凯格尔运动来加强对排尿的约束功能，预防和改善压力性尿失禁。更年期女性可在医生指导下应用雌激素替代疗法，防治老年性阴道炎、骨质疏松症等。

陈　倩

为什么我一喝水就想上厕所

出门在外，刚喝了几口水，很快就想上厕所；别人喝了整瓶水都没事，我喝两三口水就想上厕所……这是病吗？

喝水后，多久会有尿意

要回答这个问题，首先要了解尿液形成和排出的过程。泌尿系统由肾脏、输尿管、膀胱和尿道组成。尿液经肾脏过滤和重吸收，经输尿管排至膀胱内，再由尿道排出体外。

因此，喝水后产生尿意的时间长短，主要取决于上述各器官对尿液的代谢过程。这与人体是否缺水、是否空腹、饮食咸淡等多种因素有关。患有膀胱过度活动症者，常有尿急、尿频症状。

总体而言，从喝水到排尿的时间不固定。但对大多数人来说，水变成尿液，一般需要 30 ～ 45 分钟。

为什么有人一喝水就上厕所，有人喝水多也很少去

尽管大多数人产生尿意的时间为 30 ～ 45 分钟，但人群中个体差异广泛存在，其中包括各种生理与病理因素。

1. 膀胱括约肌松弛

膀胱括约肌位于膀胱与尿道的交界处，用来控制尿液排出。正常情况下，膀胱括约肌处于收缩状态。排尿时，膀胱括约肌舒张，尿液从尿道流出。若膀胱括约肌松弛，就会导致憋尿功能失常，出现尿频现象。多见于老年患者及产后妇女。

2. 喝水过少

不要惊讶，喝水过少也会导致频繁上厕所。这是由于饮水过少，膀胱中尿液浓度增加，膀胱更加敏感，导致尿意增加。

3. 泌尿系统疾病

发生尿路感染时，患者会出现尿频、尿急、尿痛等尿路刺激症状。

4. 其他疾病

如：糖尿病患者会有多尿、多饮症状，要改善多尿症状，需要针对原发病进行治疗。

什么情况需要重视

在无明显诱因情况下，突然出现尿急、尿频症状，需要引起重视。若症状进行性加重，或伴尿痛、肉眼血尿、夜尿增多等，患者应及时至医院就诊，完善相关检查。

陈　倩

动物排尿时间都是21秒吗

你知道，大象和狗，谁的排尿时间最长吗？答案是：一样！科学家发现，狗、山羊、大象等各种哺乳动物的排尿时间都遵循"21秒排尿法则"，还因此获得了2015年搞笑诺贝尔奖。

什么影响了排尿时间

上述研究中，科学家们发现，决定哺乳动物排尿时长的并非体重，而是膀胱储尿量、输尿管直径、尿道括约肌张力、尿液黏度、重力等因素，最终形成了一致的排尿时间。

但对于人类是否也都遵循"21秒排尿法则"，科学家们没有给出明确答案。在憋尿、寒冷刺激等情况下，或尿失禁、尿潴留、泌尿道感染等疾病状态下，人类的排尿时间存在差异。

排尿时间异常与肾脏病有何关系

人的泌尿系统负责尿液的生成与排泄。尿液由肾脏滤过血液产生，经输尿管到达膀胱，储存至一定量后，由神经中枢调控括约肌，使尿液由尿道排出。

大多数情况下，排尿时间过长与泌尿系统结石、泌尿系统肿瘤等泌尿外科疾病有关，常伴血尿、排尿不尽等其他症状；排尿时间过短可能与尿路感染、尿道综合征有关，常伴尿频、尿急。

少数情况下，排尿时间异常可能与肾脏病有关。如：排尿时间过长与肾性尿崩症、糖尿病导致的肾性多尿有关；排尿时间过短与肾性少尿或无尿有关。与肾脏病相关的排尿时间异常，通常伴有24小时总尿量的改变。

此外，排尿时间异常还可能与神经中枢有关。

排尿时间异常，需要看医生吗

通常来说，排尿时间有个体差异，不能一概而论。但是，如果排尿时间突然变长或变短，并持续数天，同时伴尿色、尿量、排尿频次异常及全身症状（如水肿、恶心、乏力等），则可能是疾病状态，患者需要去医院做进一步检查。

朱敏妍

肾脏也会变老吗

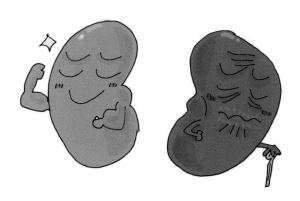

人老了，肾脏会跟着变老吗？当然！皮肤、心脏、肾脏、肺、骨、脑、血管等全身各个器官、组织都会随着年龄增长而逐渐衰老，表现为形态和功能的一系列不可逆改变。

肾老了，有哪些表现

有研究发现，无论男女，年龄每增加10岁，肾实质厚度就会减少10%（类似于衰老的皮肤会变薄）。达到一定年龄后，肾脏体积也会随年龄增长而下降。同时，肾动脉粥样硬化也更为突出。肾动脉粥样硬化在30岁以下人群中的患病率为0.4%，而在60～75岁人群中的患病率为25%。如果是多囊肾患者，随着年龄增长，囊肿可能变得更多、更大。

肾功能衰退了怎么办

我们通常用肾小球滤过率（eGFR）来评估肾功能。健康成年人，肾功能在40岁以后会逐渐衰退；到了90岁，eGFR可能只有30岁时的50%。当然，以上只是人群统计数据，每个人的具体情况不同。如果中老年人体检发现血肌酐较以往升高、eGFR较以往下降，应及时去医院肾脏科就诊，完善检查，排除疾病导致的肾功能变化。

如何延缓肾脏衰老

高血压、糖尿病、肥胖、药物损伤、自身免疫等都会加速肾功能衰退。一些不良生活习惯，如吸烟、酗酒、长期憋尿、缺乏运动、饮食结构欠佳等，也会增加肾脏负担，加速其衰老。延缓肾脏衰老的办法，是从根源入手，做好高血压、糖尿病等疾病的管理，并养成健康的生活、作息和饮食习惯。

总之，肾脏会随着年龄增长而逐步衰老，且是不可逆的过程。我们能做的，是保持良好的生活习惯，如有水肿、血尿、蛋白尿等异常时及时就诊。有基础疾病的患者，更要管理好基础疾病，延缓疾病进展。若肾功能检查有异常，除了要考虑肾脏本身的问题外，高龄患者还需要考虑影响肾脏衰老的因素。

韦月韩

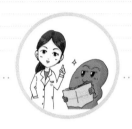

肾脏的检查

尿中出现红细胞，哪里出了问题

血尿是泌尿系统疾病的常见症状。一旦出现血尿，应该如何正确就诊？除尿液颜色外，还有哪些症状值得关注？

血尿患者就诊时应该注意什么

如果尿常规检查结果提示红细胞增多，女性应注意留取小便时是否处于月经期，还要排除直肠出血、阴道出血等污染尿液的情况。食用火龙果等食物可能使小便颜色发红，类似肉眼血尿。服用过量抗凝药、利福平等药物，以及重金属中毒等，也可导致血尿。健康人在运动量突然增加时，可能出现一过性的血尿。

因此，血尿患者在就诊时要向医生提供相应病史，有助于医生准确判断血尿原因。

血尿的分类

根据尿中红细胞的来源，血尿可以分为肾实质性和非肾实质性血尿。前者的红细胞经肾小球滤过进入尿液，而后者则来自尿路（肾盂、输尿管、膀胱及尿道）。这两种血尿常可以通过血尿部位鉴定来区分：如果尿液中畸形红细胞的比例大于80%，则血尿来源于肾脏实质的可能性较大。

血尿的伴随症状

血尿伴疼痛，常提示泌尿系统结石。血尿伴尿频、尿急、尿痛，说明病变在膀胱或后尿道。血尿伴其他部位的出血，如牙龈出血、皮肤瘀点和瘀斑等，提示血液系统疾病，如白血病、血小板减少性紫癜等。无症状血尿多见于IgA肾病、薄基底膜肾病等。血尿伴高血压、水肿、蛋白尿等，提示可能有肾小球肾炎。

如何明确血尿病因

如果怀疑血尿来源于肿瘤或结石，患者应进一步完善影像学检查，以明确病变部位。

如果为肾实质性血尿，同时伴高血压、蛋白尿、水肿等表现，或患有系统性红斑狼疮、过敏性紫癜等疾病，则血尿很可能由肾小球疾病引起。通过肾穿刺活检，有助于明确病因。

　　血尿量不多、无不适症状，且不伴其他系统性疾病时，患者可以在肾内科门诊定期就诊，口服药物进行保守治疗。

　　综上所述，血尿患者至医院就诊时，应当提供全面的病史，医生辅以必要的检查手段，可尽快明确血尿病因，进而给予合理治疗。

张天熠

小便有泡沫，警惕蛋白尿

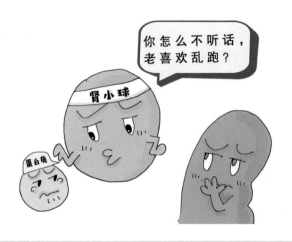

许多患者朋友会问，"牟主任，我的小便里都是泡泡，这是蛋白尿吗？我的肾病是不是加重了？"今天，我们来聊聊蛋白尿是怎么回事。

什么是蛋白尿

人体每日约有180升血浆经肾小球滤过，肾小球就像一个大筛子，水和电解质能很好地透过，但分子量大的蛋白质则不能通过，仅有微量（＜150毫克/天）蛋白质从尿中排出，常规检验方法不能检出。当尿蛋白含量超出上述水平，用常规的检验方法检出尿中有蛋白时，则称为蛋白尿。

正常人的尿中有蛋白吗

正常人可能出现的蛋白尿有两种：一种是生理性蛋白尿，一种是假性蛋白尿。生理性蛋白尿是健康人在遭受某些刺激（如运动、发热、寒冷）时，出现的一过性蛋白尿，刺激因素去除后，蛋白尿随之消失。假性蛋白尿是尿液中混有血、脓或阴道分泌物，影响了检验结果。这两种蛋白尿均无需药物治疗。

小便泡沫多，一定是蛋白尿吗

正常人小便时，由于冲力等原因，也会产生一定量的泡沫，但短时间内可消散。持续性、中等量及以上的泡沫样小便，则提示可能存在蛋白尿。

蛋白尿检查有哪些

尿常规检查即可明确是否有蛋白尿。当尿液中的蛋白质高于75毫克/分升时，患者最好进行24小时尿蛋白定量检查。

蛋白尿的定量测定主要有三种方法：24小时尿蛋白定量、尿蛋白肌酐比、尿微量蛋白5项。

24小时尿蛋白定量能较准确、全面地反映尿蛋白的排泄量。24小时尿蛋白定量 > 150毫克，可诊断为蛋白尿；24小时尿蛋白定量 > 3.5克，为大量蛋白尿。

尿蛋白肌酐比，即尿蛋白与尿肌酐比值。尿白蛋白/肌酐的正常值为 < 30毫克/克；30 ～ 300毫克/克，为微量白蛋白尿；> 300毫克/克，为临床蛋白尿，患者应及时就医。

尿微量蛋白5项的优点是能反映尿中各微量蛋白的类型和数量，从而帮助医生判断具体的病变部位。

尿液的留取对这些检查的结果也有较大影响，请参见后文（《关于尿液检查的知识点》），以便更规范地留取尿液。

朱敏妍

你了解蛋白尿的治疗吗

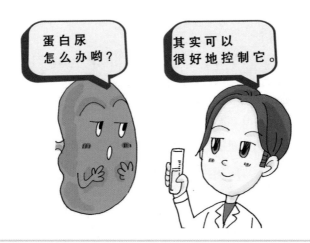

持续性尿蛋白异常，是肾病患者最主要的临床表现之一。肾病患者的蛋白尿若得不到有效控制，会使肾功能不断恶化。

蛋白尿如何治疗

ACEI/ARB类降压药是治疗轻度蛋白尿的常用药物。较为严重的蛋白尿，则需根据肾穿刺病理学检查结果，针对性地选择治疗方案。

蛋白尿治疗有哪些误区

误区一：尿蛋白必须降至正常水平

治疗蛋白尿的最终目的不是让蛋白尿完全消失，而是维护肾功能。低水平的尿蛋白（24小时尿蛋白定量在500毫克以下）符合治疗预期，无需过度焦虑和用药。

误区二：生活方式不重要，吃药就可以

肾病是典型的慢性病。治疗慢性病，除药物治疗外，健康的生活方式同样重要。

误区三：治疗尿蛋白必须用激素

并不是所有患者都需要使用激素治疗。是否应该使用激素，需要医生综合患者的具体情况并结合肾穿刺病理结果，才能做出最终决策。

蛋白尿患者如何饮食

轻度蛋白尿患者，饮食方面无需特别调整，保持清淡即可。急、慢性肾功能衰竭患者，应减少饮食中蛋白质的含量，尽量摄入优质蛋白质。肾病综合征患者若未发生肾功能衰退，蛋白质摄入量与正常人相同。

为何蛋白尿总是控制不良

1. 存在并发症

肾病患者若存在感染、肾静脉血栓等并发症，药物治疗效果会大打折扣。

2. 药物使用不规范

许多肾病患者因担心激素的副作用而自行减药或停药；有的患者病急乱投医，盲目用药，从而导致疗效不佳。

3. 生活习惯差

对肾病患者而言，高盐、高蛋白质饮食，吸烟、肥胖等不良生活习惯，都会进一步加重蛋白尿。

4. 血压控制不佳

血压持续升高会加重肾小球损伤，继而加重蛋白尿。血压越高，降蛋白尿的难度越大。

蛋白尿是肾友们密切关注的指标。采取针对性治疗方案，配合健康生活习惯，可有效控制蛋白尿。

朱敏妍　杨小茜

血肌酐高，一定是肾病吗

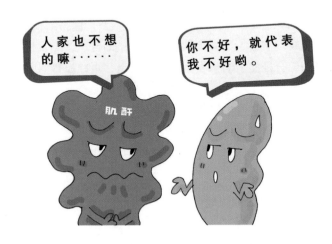

　　肌酐是肾功能检测中的一项重要指标，不少人在看到血肌酐升高时，往往会"如临大敌"，认为自己患了肾病。那么，血肌酐升高，一定是罹患肾病了吗？今天，我们就来看看肌酐到底为何物。

　　什么是肌酐

　　肌酐是蛋白质或肌肉在体内的代谢产物，分为外源性与内源性两种。外源性肌酐是肉类食物在体内代谢后的产物，内源性肌酐是体内肌肉组织的代谢产物。由于肌酐的排出主要依赖肾脏，内源性肌酐的每日生成量几乎保持恒定，故测定血肌酐浓度可以在一定程度上反映肾小球的滤过功能。

　　血肌酐水平能否代表肾功能

　　大部分肌酐经肾脏代谢后，随尿液排出体外，留在血液内的肌酐不多。因此，血肌酐值可以大致评估肾功能。血肌酐高，提示肾脏可能出了毛病。然而，肾脏的代偿功能十分强大，只要一个肾脏正常发挥功能，血肌酐就能维持在正常水平。也就是说，只有肾功能损伤达到一半以上时，才会引起血肌酐升高。因此，血肌酐并不能反映早期、轻度的肾功能下降。

同时，肌酐水平也受性别、种族、是否运动或服用外源性肌酸等多种因素影响。因此，血肌酐可以作为肾功能参考指标，但不能仅依据血肌酐水平来评估肾功能。

尿肌酐是否可以反映肾功能情况

通常所说的肌酐，主要指血肌酐，而非尿肌酐。单独解读尿肌酐没有意义，不能通过尿肌酐水平评判肾功能。尿肌酐的主要临床意义是用于校正。比如：尿蛋白肌酐比，是尿蛋白和尿肌酐的比值，通过比值校正后，可以去除尿液浓缩或稀释对尿蛋白评估的影响。

如何正确监测肾功能

肾功能的评估需要结合患者的临床症状和检测指标。一方面，患者需要定期随访、监测症状；另一方面，患者应完善各项检查，包括肾小球滤过率、肝肾功能、蛋白尿、尿蛋白肌酐比等，为医生评估患者肾功能提供依据。

陈　倩

揭秘肾穿刺活检

肾穿刺活检（简称"肾穿刺"）是肾脏病诊断的常用手段。让我们通过八个相关问答，揭开肾穿刺的神秘面纱。

什么是肾穿刺

肾穿刺是医生用穿刺针采集少量肾组织，运用光学显微镜、电子显微镜及免疫染色技术进行组织病理学检查的一种诊断技术。

为什么要做肾穿刺

肾脏病复杂多样，有相似临床表现的肾脏病，病理检查结果可能不尽相同，治疗手段也不同；而同一种肾脏病理改变，可能对应不同的临床表现。因此，肾穿刺活检十分必要，有助于明确诊断、指导治疗和评估预后。

什么人需要做肾穿刺

肾穿刺的适应证包括各种肾炎、肾病、肾病综合征、全身疾病引起的肾脏病、不明原因的血尿和蛋白尿、病因不明的高血压、急性肾小管及间质性病变、不典型的慢性肾盂肾炎、不明原因的急性肾功能衰竭、不明原因且突然加重的慢性肾脏病、肾移植后等。

肾穿刺需要住院吗

肾穿刺是一种有创检查手段，患者需要住院5天左右。

是两侧肾脏都要穿刺吗

由于肾脏疾病往往是弥漫性、双侧对称发生的，因此只需要穿刺一侧肾脏即可，常用穿刺部位为左肾下极。

肾穿刺前，患者需要做什么准备

肾穿刺前，患者需要停用抗凝、抗血小板药物（如阿司匹林等）至少一周，充分了解肾穿刺的必要性、安全性和可能的并发症，并配合医生完善相关检查等。

肾穿刺痛不痛，是全身麻醉吗

肾穿刺使用局部麻醉而非全身麻醉。医生在确定穿刺点、消毒铺巾后，注入局麻药物，再进行肾穿刺。疼痛较轻微，大多数患者可以耐受。

肾穿刺后，应该如何护理

肾穿刺后，患者应平卧休息24小时。多饮水，密切观察血压、脉搏及尿色变化情况。

蔡安祥

肾脏超声影像，你看对了吗

　　许多患者来肾脏科就诊，常进行血常规和尿常规检查。其实，B超也是肾内科常用的检查项目。B超是肾脏科医生的好帮手，可以用来辅助诊断和评估多种肾脏疾病，如肾肿瘤、肾结石和肾下垂等。肾脏B超还是肾穿刺必不可少的辅助手段。你知道肾脏长什么样吗？今天就带大家了解一下正常肾脏在超声下的模样。

肾脏的大小

　　正常肾脏长10～12厘米，宽5～6厘米，厚3～4厘米。左肾略大于右肾，男性略大于女性。慢性肾病患者的肾脏会明显缩小。

肾被膜

　　超声图像上，以明晰光带显示的，为肾被膜，又称肾轮廓线（黑色月牙阴影外一圈）。它是肾周脂肪及其内部组织形成的界面反射。正常肾被膜应是光滑、连续、完整的，可以完整地将肾脏与肾周组织区分开来。慢性肾病患者的肾脏被膜会变得不光滑。

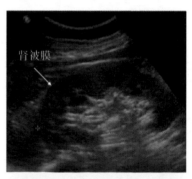

肾皮质

　　肾皮质是肾脏发挥功能的重要部分之一，负责将血液中的废物提取出来。正常的肾皮质紧贴在肾被膜内侧（黑黑弯弯的月牙部分就是肾皮质）。正常肾皮质厚度均匀，为0.5～0.8厘米。疾病和年龄会影响肾皮质的厚度，慢性肾病患者

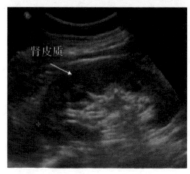

的肾皮质会变薄。

肾髓质

肾髓质也是肾脏的重要功能部分。髓质在皮质内侧，由尖尖的肾锥体和肾柱组成（肾柱是嵌入肾锥体之间的部分）。正常的肾皮、髓质应当是分界清晰的。慢性肾病患者会出现皮髓质分界不清的情况，这也是慢性肾衰竭的影像学表现之一。

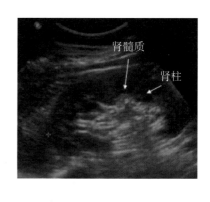

了解肾脏的正常超声表现，辨别肾脏病变与健康肾脏的异同，有助于帮助患者更加了解自己的肾脏。

周　航

医生为何让我查自身抗体

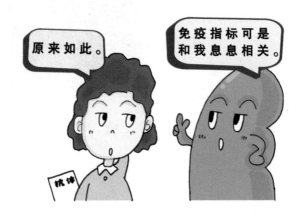

临床上，不少首诊出现血尿的患者，在就诊时被医生告知，需要化验免疫指标。许多患者表示不解，明明是血尿，为什么要查免疫指标呢？

自身免疫性疾病与血尿

肾脏病中有相当一部分疾病与免疫系统相关。不少自身免疫性疾病可以继发慢性肾脏病，譬如系统性红斑狼疮、过敏性紫癜等，而它们的早期表现都可能出现血尿。因此当一位患者首诊血尿的时候，检查免疫指标的目的其实是为了鉴别诊断血尿的病因。

免疫指标代表着什么

免疫指标很多，简单介绍三种常见的指标：

1. 抗核抗体（ANA）

抗各种细胞核成分的抗体，广泛存在于血清中。ANA包含抗单链DNA抗体、抗双链DNA抗体、抗Sm抗体（与系统性红斑狼疮相关）、抗SS-A抗体和抗SS-B抗体（与干燥综合征相关）等。

2. 抗中性粒细胞胞浆抗体（ANCA）

ANCA以中性粒细胞胞浆为靶抗原，与系统性血管炎密切相关，主要分为胞浆型和核周型，后者与坏死性新月体性肾小球肾炎密切相关。

3. 抗细胞膜抗体

肾内科常见的抗细胞膜抗体是抗肾小球基底膜抗体，与抗肾小球基底膜病密切相关，包括急进型肾小球肾炎和肺出血-肾炎综合征（Good-Pasture综合征），后者是因为肾小球基底膜与肺泡基底膜成分相似，导致被自身抗体同时攻击，累及肺和肾。

出现异常如何处理

首先，自身抗体阳性并不代表一定罹患自身免疫性疾病，需要综合各项临床症状进行判断。比如：ANCA阳性也可见于正常老年人群，阳性率在5%左右。其次，如果检查结果提示自身免疫性疾病可能性较高，患者则可转诊至风湿免疫科完善进一步诊断和治疗。

免疫因素与肾脏科疾病息息相关。当免疫指标出现异常时，患者无需惊慌，应遵医嘱定期随访，或根据医生建议转诊至风湿免疫科接受进一步治疗。

应奕雯

基因诊断，是神秘武器还是"鸡肋"

什么是基因诊断

人类遗传病的基因诊断是分析遗传信息的分子序列，从而在分子水平上确定疾病的病因。绝大多数疾病是由基因异常造成的，这也是疾病发生的根本原因。从基因水平诊断疾病，可以在临床症状出现前进行早期诊断，提示疾病发生的深层机制。

基因诊断在肾脏病中的应用

目前已经发现了超过400个与遗传性肾脏病相关的基因突变。随着高级检测技术的出现，准确诊断遗传性肾脏疾病的可能性大大增加。早期发现慢性肾脏病的单基因病变可以帮助患者了解预后、进行遗传咨询，以及筛查高危的家庭成员等。

基因诊断肾脏病的优势

基因诊断可以帮助医生明确患者的病因；某些基因突变常引起肾外并发症，可以为早期发现潜在的肾外并发症提供线索；基因诊断的信息可以指导医生进行有针对性的治疗。

基因诊断肾脏病的劣势

基因诊断虽然可以为临床带来益处，但将基因检测纳入常规诊断方法依然存在许多困难。例如：无法针对性地为每位患者提供明确的诊断信息、难以解释某些基因突变和疾病之间的因果关系、成本高昂等。

基因诊断前的准备

在进行基因诊断前，患者应提供详细的病史，包括肾病相关症状、发病年龄、病程，以及是否存在肾外症状（眼病、听力下降等）。此外，受检者还须提供详细的家族史，以便医生了解遗传方面的重要信息。

有肾病家族史或临床表现非常符合遗传性肾病的患者，尽早进行基因测序并辅以科学的遗传咨询可能是非常重要的。但基因诊断技术操作复杂、费用较高，对大部分肾病患者，尤其是老年患者而言，其能够提供的额外信息可能有限。患者可以结合自身情况及临床医生的建议，选择适合自己的诊断方法。

张天熠

关于尿液检查的知识点

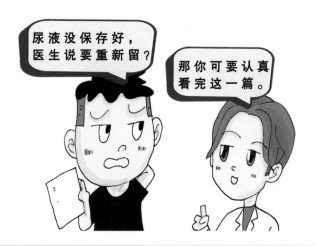

尿常规和24小时尿蛋白定量检查可以说是肾脏科最常见的检查了，对肾病患者而言，可谓非常熟悉。但是，大家真的了解它们吗？接下来，给大家讲解尿液检查的几个小知识。

如何留取尿常规检查所需的尿液

尿常规检查的标本应为清洁中段尿10～20毫升。留取方法为：清洁尿道口后，在排尿最顺畅、尿液流速最快时，留取其中10～20毫升尿液（最开始1～2秒的尿液弃去）。必须确保盛尿容器是清洁的，手不能接触盛尿容器内部或留取的尿液。

留取尿液后2小时内及时送检，避免因尿液保存时间过长而滋生细菌，影响结果。

尿常规检查注意事项

留取随机尿或晨尿（早上起床后的第一次尿）为好。检查前应避免运动。女性患者应尽可能避开月经期，避免尿液中混入白带和月经血；男性患者应避免混入前列腺液。若暂时没有尿，不要"硬挤"，而应多喝水，静坐休息，待有尿意后再留尿。

如何留取24小时尿蛋白定量检查所需的尿液

清晨起床后排尿，将尿液弃去，记录此时间。此后至次日此时的尿液，全部收集在清洁容器内，混匀，记录24小时尿液总量。比如：早晨8时起床，第一次排的尿液不要，之后留取全部尿液至次日8时，摇匀，记录总量，留一杯（保证器具清洁）或将全部尿液送检。

24小时尿蛋白定量检查注意事项

盛尿容器应清洁、有盖，避免日光直接照射，以防尿液挥发，不宜使用金属容器。在炎热的夏季，患者可至检验科领取防腐剂，加入盛尿容器中，以达到防腐目的。

尿常规检查与24小时尿蛋白定量检查结果为何不一致

很多肾病患者可能有这种经历，尿常规检查提示尿蛋白++，但是24小时尿蛋白定量提示尿蛋白并不高。这是因为，尿常规检查结果受体内水分影响较大，尤其是尿蛋白指标。喝水少或出汗多，都会导致尿液浓缩，尿蛋白结果偏高，全天的尿蛋白总量可能并不高。因此，肾友们不要"唯尿常规加号论"。

杨小茜

就诊指南

——送给第一次来医院看病的肾友

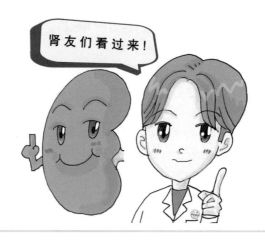

普通老百姓对医院看病流程知之甚少，在看病过程中常有一些疑惑。今天，咱们来聊一聊医院看病的那些事儿。

需要在门口排队吗

有序排队，切勿聚集。留意诊区的叫号系统，叫到号后，到诊室门口有序等候，有的科室会有医生提前收取病历本和相关检查报告。

叫到号后，可以立刻进入诊室吗

听到机器叫号后，请患者于诊室门口等候，等待医生叫您就诊。若过号，请不要着急，将病历本递给医生后，会安排您尽快就诊。

需要把检查报告都带上吗

是的。以往的检查资料有助于医生了解患者的病情，更准确地做出诊疗决策。患友们应将病历资料尽可能按照时间顺序整理好，以便医生翻阅。

化验单上每一个箭头都要格外关注吗

化验单上通常会标明正常参考值，大家对化验单上的箭头不必过于紧张，有些确实是异常的，但有些则是正常的或意义不大的，不妨交给医生综合判断。

化验前几天刚做过，为什么医生又建议复查

若医生判断病情可能在短期内有变化，或前一次化验属于特殊情况下取样，不具有参考价值，便会建议患者重新化验，需要大家配合。

检查后回来，需要再排队吗

如果一两个小时就能出具检查报告的，请患者在拿到报告后，再次进入排队序列（有的医院或科室需到护士台取复诊号码），耐心候诊。一些特殊检查需要2～3个工作日完成，则请您在拿到报告后，再次挂号就诊。

就诊结束后可以立刻离开吗

就诊结束后，请到诊室外等候，等医生将您的病历本送出，即可进行后续付费、取药等事宜。结束就诊后若有任何疑问，可在门口稍等，待有医生出诊室后，及时询问。

周　航　韦月韩

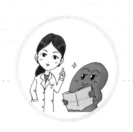

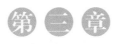

肾脏疾病

IgA肾病

《我不是药神》让"神药"格列卫走进大众视野，新型药物和传统药物的区别为何如此之大？今天，我们将介绍IgA肾病及其未来治疗药物。

什么是IgA肾病

IgA肾病是我国最常见的肾小球疾病，以肾小球内出现IgA（一种免疫球蛋白）沉积为主要特点。IgA肾病好发于青壮年，男性比女性更容易发病。临床表现因人而异，蛋白尿、血尿是常见症状。肾脏穿刺活检是诊断IgA的"金标准"。

IgA肾病的治疗方法有哪些

IgA肾病若不及时进行干预，大部分患者会进展至终末期肾衰竭。IgA肾病的治疗手段往往因病情而异。总体治疗原则为：减少蛋白尿、控制血压，必要时进行透析、肾移植治疗。

激素和免疫抑制剂是IgA肾病的常用治疗手段。与很多其他肾小球疾病不一样，IgA肾病的管理充分肯定了非免疫抑制剂（如ACEI和ARB类药物）的治疗效果，此外还辅以控制血压、低盐、戒烟、减重、适当锻炼等生活方式干预手段。

IgA肾病的治疗未来

靶向治疗是IgA肾病治疗新药研发的重要方向。靶向治疗药物能够像"导弹"一样直击"原罪"。相较于其他治疗药物，靶向药物具有专一性、高效性、特异性强的特点。以格列卫为例，其将慢性粒细胞白血病患者的五年生存率从30%大大提高到89%。针对IgA的靶向治疗药物同样具有巨大潜力。

2017年，TRF-布地奈德（一种靶向作用于小肠的药物）将100名IgA肾病患者的肾功能指标平均改善21%～27%。TRF-布地奈德是最有可能在近几年上市的药物。

2017年，OMS721（一种靶向作用于MASP-2的药物）将3名患者肾功能指标分别改善54%、63%和81%。该药已开始进入后续的临床试验阶段。

2018年，AC1903（一种靶向作用于TRPC5的药物）仍处于基础研究阶段，尚未进入临床，后续的研究仍在进行中。

通过科研人员长期的研究，IgA肾病的发病机制越探越明，未来将有越来越多的新药、靶向药上市，很有可能大大改善IgA肾病患者的预后。

周　航　伍佳佳

膜（魔）性肾病

不少人"谈癌色变"，而发病率正逐年上升的慢性肾脏病也与癌症"并驾齐驱"，危害人们的健康与生命。今天，我们来聊聊临床较常见、也较难治的慢性肾脏病之一——膜性肾病。

膜性肾病有哪些临床表现

80%来医院就诊的膜性肾病患者具有典型的肾病综合征表现。具体包括：大量蛋白尿（ > 3.5克/天）、低血清白蛋白（血清白蛋白 < 30克/升）、水肿、血脂异常。

当然，出现肾病综合征症状并不代表一定是膜性肾病。明确诊断需要通过肾穿刺获取病理检查结果。

病因不同，治疗不同

膜性肾病的病因分为原发性和继发性。继发性膜性肾病占膜性肾病的30%，乙肝、丙肝、系统性红斑狼疮、各种实体肿瘤及淋巴瘤等，均可能导致继发性膜性肾病。除需要治疗肾病外，继发性膜性肾病患者还应考虑原发疾病的治疗。因此，患者朋友们一定要配合医生进行一系列免疫、肿瘤、病毒等检查，明确是否为继发性膜性肾病。

膜性肾病的治疗

尿蛋白 < 4克/天的患者，应严格控制血压，以ACEI/ARB类（如氯沙坦钾、缬沙坦等）为基本用药，同时接受合理的生活指导，定期复查。

尿蛋白为4 ～ 8克/天且肾功能正常者，接受上述治疗并密切随访6个月。如果病情无好转，应接受免疫抑制剂治疗。

尿蛋白 > 8克/天，或尿蛋白4 ～ 8克/天但肾功能不全或肾病综合征症状突出的患者，应立即接受免疫抑制剂治疗，首选激素联合环磷酰胺（CTX）。

血肌酐 > 352微摩/升或已有弥漫性肾小球硬化、广泛间质纤维化患者，不应接受上述治疗。

此外，对蛋白尿＜8克/天的患者，中医中药治疗已被证明能有效提高膜性肾病患者的血浆白蛋白水平、降低蛋白尿，总有效率在90%以上，且价格低廉、副作用较小。根据门诊应用中医中药的经验，不附加激素及免疫抑制剂治疗而病情得以控制缓解的患者不在少数。

膜性肾病需要严密观察、在严谨的医患配合下进行个体化处置，病程中切忌盲目、随意减药或停药，同时需密切监测药物不良反应，配合生活管理。

朱敏妍

糖尿病肾病

　　糖尿病肾病，顾名思义是由糖尿病引发的肾病，是糖尿病最常见的微血管并发症之一，是引起尿毒症的主要原因。

糖尿病一定会发展成糖尿病肾病吗

　　糖尿病影响肾脏，一般是缓慢渐进式的，往往需要一二十年才会对肾脏产生严重影响。据统计，我国2型糖尿病患者中，有30%～50%的人患有糖尿病肾病。

糖尿病是怎么导致肾病的

　　糖尿病肾病的发生原因仍不清楚。目前肯定的是，高血压、代谢异常及遗传在糖尿病肾病的发生和发展中发挥着重要作用。

糖尿病肾病可以逆转吗

　　糖尿病肾病分为以下五个阶段：

　　第一阶段：肾肥大及高肾小球滤过率，临床上无症状。

　　第二阶段：病理检查能够发现早期病灶，但肾小球滤过率仍正常。

　　第三阶段：出现微量白蛋白尿，每日排出量在30毫克以上、300毫克以下。

　　第四阶段：持续性蛋白尿，每日尿白蛋白排出量高于300毫克；此阶段常伴随高血压及肾功能恶化。

　　第五阶段：通常在出现明显蛋白尿5～10年后发生，70%的患者会发展成尿毒症。

　　在第三阶段以前，若严格控制血糖，肾功能变化是可逆性的。但超过第三阶段，肾结构便逐渐被破坏，肾功能每况愈下。

平时应该注意些什么

　　坚持健康的生活方式：注意饮食管理，管控糖、蛋白质、脂肪及其他营养素的摄入；戒烟；规律运动。

监测血糖：糖化血红蛋白应不超过7%。贫血患者的糖化血红蛋白检测结果常不准确，应咨询医生。

　　监测血压：高血压会促进肾功能恶化，故患者应将血压控制在140/90毫米汞柱以下。ACEI和ARB类药物对肾脏有保护作用，故优先考虑使用这类药物。对年轻患者而言，可以将血压控制在130/80毫米汞柱以下。

　　控制血脂：根据患者的动脉粥样硬化性心血管疾病风险，确定患者的血脂管理目标。

　　糖尿病肾病若能被及时发现、及时控制，可有效控制其发展。肾友们应遵医嘱，严格控制血糖、血压、血脂，限制蛋白质摄入，定期随访，延缓疾病进展。

周　航

狼疮性肾炎
——她们的战"狼"史

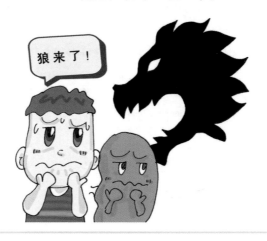

　　美国乐坛小花Selena Gomez是无数青少年的偶像。但谁能想到，这位被中国歌迷爱称"傻脸娜"的年轻女歌星，长年饱受狼疮性肾炎之苦。

什么是狼疮性肾炎

　　狼疮性肾炎也被称为"美女病"，好发于生育年龄妇女，女性与男性的发病率之比约为9：1。

　　系统性红斑狼疮是自身免疫性疾病。因遗传、环境、病毒等多种因素诱导自身免疫复合物产生，随后沉积于各种器官而引发疾病，狼疮性肾炎便是其中之一。

分型及诊断

　　狼疮性肾炎根据自身免疫复合物在肾脏中沉积的部位及范围，分为6种类型。肾穿刺活检是诊断狼疮性肾炎并确定分期的"金标准"。

临床表现

　　狼疮性肾炎的临床表现多样，从无症状血尿和（或）蛋白尿到肾病综合征等均有发生，少数患者首诊即为慢性肾衰竭。

蛋白尿是狼疮性肾炎最常见的临床表现，轻重不一。除Ⅰ型外，其他病理类型均有蛋白尿。

血尿以镜下血尿多见，持续肉眼血尿或大量镜下血尿主要见于肾小球毛细血管袢坏死、有较多新月体形成的患者。

1/3的患者尿液中出现管型，且主要为颗粒管型。红细胞管型常见于严重增生性狼疮性肾炎。

部分狼疮性肾炎患者可出现高血压，与肾脏病变程度有关。

肾小球弥漫性新月体形成、毛细血管袢内广泛血栓等病理改变可并发急性肾衰竭。若病情未得到有效控制，可进入慢性肾衰竭阶段。

如何治疗

一旦确诊患有狼疮性肾炎，患者朋友们必须积极治疗，防止疾病进一步快速恶化。

目前的治疗方法主要包括激素、免疫抑制剂的应用，以及降压、利尿消肿等治疗。若狼疮性肾炎反复活动难以控制、肾功能持续恶化，则需依赖肾替代治疗（透析或肾移植）来维持生命。

患者在日常生活中应避免劳累，饮食清淡，不食或少食辛辣、油腻之物，宜食清热、利湿的食物，如马齿苋、冬瓜、薏苡仁等，忌烟酒，注意防晒。

朱敏妍

高血压与肾脏病，先有鸡还是先有蛋

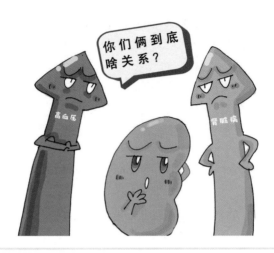

　　肾脏病和高血压，常"缠缠绵绵到天涯"，这两种疾病，到底先有谁？实际上，两者之间的关系类似"鸡生蛋还是蛋生鸡"：高血压会导致肾脏病，而肾脏病也可能引起高血压。

什么是高血压肾损害

　　高血压肾损害是指原发性高血压长期作用于肾脏，最终导致肾脏结构和功能损伤。

什么是肾性高血压

　　肾性高血压是由肾脏疾病引起的高血压，主要分为肾实质性高血压和肾血管性高血压。前者是由急慢性肾小球肾炎、糖尿病肾病等肾脏病变引起。后者是由于单侧或双侧肾动脉主干或分支狭窄引起。

两种疾病有何区别

　　高血压肾损害，患者先有长期高血压病史，后期发生肾功能损害，进展较慢；肾性高血压是先出现肾脏疾病或肾动脉狭窄，而后出现高血压，进展较快。

高血压肾损害患者的年龄一般较大，具有 5 ～ 10年的高血压史；而肾性高血压患者常较为年轻。

在临床表现方面，高血压肾损害的突出表现为夜尿增多；肾性高血压往往在发现血压升高时就已经有蛋白尿、血尿、血肌酐升高等肾功能受损的表现。

此外，高血压肾损害患者常伴有其他靶器官损害，如眼底病变、心肌肥厚及脑卒中等；而肾性高血压对心、脑等靶器官的损害，一般发生较晚或没有损害。

病因千万条，治疗第一条

高血压肾损害和肾性高血压的治疗原则大体相同：严格控制高血压，延缓高血压和肾病进展；同时改善靶器官的功能，减少心脑血管事件的发生。

一般情况下，慢性肾病患者的血压控制目标为 ≤ 140/90毫米汞柱。若合并糖尿病或尿白蛋白排泄率 ≥ 30毫克/24小时，则血压宜控制在 ≤ 130/80毫米汞柱。18 ～ 60岁、合并高血压的慢性肾病患者若血压 ≥ 140/90毫米汞柱，宜启动药物治疗，首选 ACEI（普利类）或 ARB（沙坦类）类药物，可与其他降压药物配合使用。

高血压与肾脏病，两者互相促进，互为病因。采用针对性血压控制方案，定期随访，可有效延缓疾病进展。

马　晴

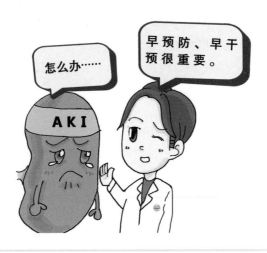

急性肾损伤的发病与预防

急性肾损伤（AKI）是住院患者和重症监护病房（ICU）患者的重要并发症。AKI是指突发和持续的肾功能突然下降，表现为氮质血症，水、电解质和酸碱平衡紊乱，以及全身各系统症状，可伴少尿（＜400毫升/24小时或17毫升/小时）或无尿（＜100毫升/24小时）。

AKI 的发病原因

肾病通常是一种"无声"的疾病。除尿道梗阻外，不会引起疼痛或任何特殊症状。AKI的发生也常常悄无声息。导致AKI的原因主要为肾前性、肾性和肾后性因素：

肾灌注不足属于肾前性因素，由多种原因引起，如低血容量、全身血管舒张、血管阻力增加、心功能恶化、肾动脉狭窄等。当肾低灌注状况持续时间较长时，就会发生器官损害（如缺血性急性肾小管坏死）。

肾性AKI，根据结构可分为肾小球疾病、肾小管间质疾病、肾血管疾病；根据病因，可分为原发性、继发性。常见的肾性AKI病因包括急进性肾小球肾炎、急性间质性肾炎、血栓性微血管病等。接触肾毒性药物（如抗生素、造影剂等）和肾性毒素（如肌红蛋白、尿酸等），也可引起中毒性急性肾小管坏死。

肾后性因素包括肾外因素（如前列腺增生等）或肾内因素（如肾结石、血栓等）阻塞导致肾小管压力增加，肾血流受阻，从而发生急性肾损伤。

AKI 的预防

预防 AKI 的首要原则是病因治疗，其次是避免发生进一步损伤。

补液和使用血管活性药物，可改善全身血流动力学，维持足够的肾灌注。

避免使用肾毒性药物是预防 AKI 或缩短其病程的另一个重要步骤。

急性肾损伤的危险因素主要是高龄和慢性肾脏病。因此，患有慢性肾病的高龄患者应多加注意，一旦发现无尿等症状，应及时就诊。

在不久的未来，将会有越来越多的生物标志物和先进的诊断技术来预警 AKI 的发生，以便采取及时、有效的预防和保护措施。

陈哲君

横纹肌溶解与急性肾损伤

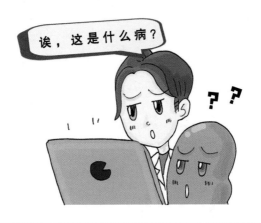

炎炎夏日，进食小龙虾后因横纹肌溶解引起急性肾损伤的新闻总会时不时出现在大家的视线中。那么，横纹肌溶解到底是什么呢？

什么是横纹肌溶解综合征

人体肌肉细胞分为横纹肌和平滑肌。横纹肌分为骨骼肌、内脏横纹肌和心肌。一般来说，横纹肌溶解指的是骨骼肌。

横纹肌溶解综合征是指骨骼肌纤维破坏，细胞内电解质、肌红蛋白和其他肌浆蛋白等物质释放进入血液循环中。正常情况下，仅极少量的肌红蛋白进入血液，可被人体网状内皮系统代谢。然而，当肌红蛋白大量释放时，超过网状内皮系统的代谢能力，肌红蛋白就会从肾小球进入肾小管，导致肾小管堵塞和急性肾损伤。所以，急性肾损伤是横纹肌溶解综合征的一种严重的并发症。

临床表现有哪些

横纹肌溶解综合征最常见的临床表现为：因肌肉损伤引起肌肉无力、疼痛、肿胀和僵直，出现酱油色或浓茶样尿液（肌红蛋白进入血液，随尿液排出）。此外还可能出现一些非特异性症状，如发热、恶心、消化不良等，13% ～ 50% 的患者会出现急性肾损伤。

严重的横纹肌溶解综合征还有其他全身症状，如弥散性血管内凝血、低血压和休克、高钾血症、代谢性酸中毒等。

如何诊断

常见的实验室检查包括血清肌酸激酶、血清或尿液肌红蛋白含量测定等。肌酸激酶的水平与疾病的严重程度相关，血清肌红蛋白测定具有早期诊断和预测价值。

引起横纹肌溶解的原因有哪些

剧烈运动；极端温度的影响，如冬泳等；外伤和挤压综合征，如地震等；血管缺血，如休克等；药物，如他汀类、环孢素 A 等药物；感染；毒素；电解质和水代谢紊乱；内分泌紊乱，如甲减等。

如何预防

针对上述可能的病因，大家在日常生活中应避免过高强度运动，多饮水，注意保暖；服用药物应谨遵医嘱；一旦出现横纹肌溶解的相关表现，应及时就医。

徐　垚

防治"对比剂肾病"

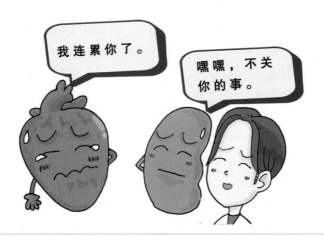

　　一名高龄患者行经皮冠脉介入治疗后，肾功能显著恶化。心内科请肾内科会诊，经综合评估，考虑患者存在对比剂后急性肾损伤。什么是对比剂后急性肾损伤？该如何预防？

什么是对比剂后急性肾损伤

　　对比剂后急性肾损伤（PC-AKI），也称对比剂肾病，是指排除其他原因所致的肾损伤后，在血管内使用对比剂48小时内，血肌酐水平较基础值升高25%或44微摩/升以上。

危险因素有哪些

　　PC-AKI的危险因素较多，主要包括四个方面：

1. 肾功能损伤

　　慢性肾脏病（CKD）是对比剂后急性肾损伤最重要的独立危险因素。CKD患者发生PC-AKI的风险显著增加。

2. 糖尿病

　　糖尿病患者的肾小球硬化，肾脏的循环血容量减少，导致肾缺血，增加了糖尿病患者发生PC-AKI的风险。

3. 对比剂的使用

对比剂的使用和PC-AKI的发生存在剂量相关性，但只有超量使用后，PC-AKI的发生率才会显著增加。

4. 其他

高龄、高血压、氨基糖苷类抗生素等肾毒性药物的使用，也是PC-AKI的危险因素。

预防措施

1. 基础肾功能评估

肾功能评估对预防对比剂后急性肾损伤至关重要。医生会根据肾小球滤过率评估结果为患者制订预防措施。

2. 对比剂的选择与剂量

对比剂的选择首先要考虑安全性。减少单次对比剂剂量和延长两次造影之间的时间间隔，能有效降低PC-AKI的发生风险。

3. 水化疗法

在PC-AKI的预防中处于基石地位，安全有效且经济，可促进对比剂的排泄，缩短肾小管上皮细胞暴露于对比剂的时间。

4. 避免使用肾毒性药物

为避免加重肾脏的负担，在使用对比剂前后48小时，应停用具有肾毒性的药物（如非甾体抗炎药、氨基糖苷类抗生素等）。ACEI/ARB类降压药及二甲双胍，应在血管造影当天停用，检查结束48小时、肾功能正常后，方可继续用药。

尽管目前尚无特殊的治疗方法，但只要大家注意关注自己的肾功能，配合医生采取必要的预防措施，就能有效避免对比剂后急性肾损伤的发生。

夏 佳

脓毒症相关急性肾损伤

脓毒症是一种危及生命的临床综合征，其特征是由于患者对感染的反应失调而导致器官功能障碍。

脓毒症相关急性肾损伤

急性肾损伤长期以来被认为是与死亡率独立相关的疾病并发症。临床研究显示，50%的急性肾损伤与脓毒症有关，而60%的脓毒症患者有急性肾损伤。

尽管脓毒症所致的急性肾损伤的病理机制尚不明确，但脓毒症中炎症级联反应与急性肾损伤的发生有明确关联。有研究表明，脓毒症所致急性肾损伤的死亡风险显著高于未并发急性肾损伤的脓毒症患者，急性肾损伤也会增加患者发生脓毒症的风险。

脓毒症患者发生急性肾损伤的风险因素有：年龄≥65岁，罹患糖尿病、心力衰竭、慢性肾病、肝病和恶性肿瘤等。

如何治疗

早期发现和预防对改善预后至关重要。

1. 筛查和诊断

密切监测脓毒症患者的尿量和血清肌酐，可考虑采用新兴的风险评分系统或血清生物标志物。

2. 抗感染治疗

早期使用适当的抗生素，控制或清除传染源。

3. 循环复苏

脓毒症会导致低血压，及时通过静脉输液进行循环复苏是脓毒症管理的一个关键部分。

4. 使用血管活性药物

去甲肾上腺素和抗利尿激素是治疗脓毒症休克的首选药物。

5. 碱性磷酸酶和硫胺素的使用

碱性磷酸酶能有效降低脓毒症患者的死亡率。补充硫胺素可改善脓毒症患者的线粒体功能，减轻急性肾损伤。

6. 避免肾脏进一步损伤

避免使用肾毒性药物、造影剂和羟乙基淀粉。

7. 适时采取肾脏替代治疗

脓毒症相关急性肾损伤是一种常见且严重的并发症，对其风险因素保持警惕是至关重要的。积极筛查有脓毒症相关急性肾损伤风险的患者，有助于早期识别和治疗。

陈哲君

当心！高尿酸血症不只是痛风

　　高尿酸血症是指血液中尿酸水平异常升高。正常的血尿酸浓度范围上限是：男性420微摩/升（7毫克/分升），女性360微摩/升（6毫克/分升）。

　　尿酸是嘌呤化合物的终末代谢产物，嘌呤代谢紊乱会导致高尿酸血症。尿酸结晶沉积于关节，会导致痛风。高尿酸血症损害肾脏，可导致急、慢性尿酸性肾病和尿酸结石，甚至进展至尿毒症。（详见《痛风、晶体性肾病、痛风性肾病——恼人的"三兄弟"》）

　　近年来，患高尿酸血症的人越来越多，且有年轻化趋势。这是怎么回事呢？

原因一：饮食不节制

　　动物内脏、海鲜等富含嘌呤的食物的大量摄入，是促进高尿酸血症产生的重要原因。采用低嘌呤饮食可使血尿酸下降10%～18%。

　　尿酸含量较高的食物包括：

　　动物内脏：猪肝、鸭肝、鸡肠；

　　海鲜：小鱼干、秋刀鱼、蛤蜊、带鱼、牡蛎、贝类、沙丁鱼、凤尾鱼；

　　蔬菜：黄豆芽、芦笋、紫菜、豌豆苗；

　　其他：啤酒、高汤、鸡精、浓肉汤。

原因二：摄入过量酒精、含糖饮料

　　许多研究表明，酒精会促进高尿酸血症的发生，尤其是啤酒。各种甜饮料、果汁、蜂蜜等饮品的果糖含量高，也会增加尿酸的生成。

　　白开水、淡茶或无添加的咖啡，才是更健康的饮品。

原因三：药物

　　下图中列举了可导致血尿酸升高的药物，停药后血尿酸可恢复正常。

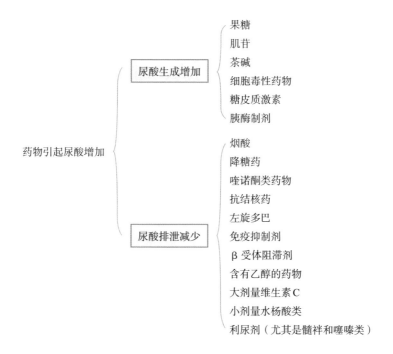

药物引起尿酸增加

尿酸生成增加
- 果糖
- 肌苷
- 茶碱
- 细胞毒性药物
- 糖皮质激素
- 胰酶制剂

尿酸排泄减少
- 烟酸
- 降糖药
- 喹诺酮类药物
- 抗结核药
- 左旋多巴
- 免疫抑制剂
- β 受体阻滞剂
- 含有乙醇的药物
- 大剂量维生素 C
- 小剂量水杨酸类
- 利尿剂（尤其是髓袢和噻嗪类）

原因四：疾病

肾脏是排泄尿酸的关键器官，体内产生的尿酸中有2/3通过肾脏排出体外。肾病患者的肾小球和肾小管受损，尿酸排泄减少，容易引发高尿酸血症。

此外，骨髓增生性疾病、溶血性贫血、银屑病等也会导致高尿酸血症。

原因五：遗传因素

这种情况比较少见。主要是各种因素诱导嘌呤代谢或尿酸排泄的基因突变，最终导致高尿酸血症。

高尿酸血症患者除遵医嘱服用药物外，还应注意生活方式干预，节制饮食、不饮酒，定期去医院随访，努力将血尿酸控制在可接受范围内。

蔡安祥　杨小茜

痛风、晶体性肾病、痛风性肾病
——恼人的"三兄弟"

痛风、晶体性肾病、痛风性肾病，这三个名词听起来，似乎是"我中有你、你中有我"。如果分辨不清，那就一起来了解一下这恼人的"三兄弟"吧！

痛风是指体内嘌呤代谢障碍，引起血尿酸增高，尿酸盐结晶沉积在关节内的疾病。主要表现为关节红、肿、热、痛，俗称"痛风"。

痛风性肾病，又称尿酸性肾病，是尿酸盐在肾间质沉积所致，是晶体性肾病的一种。病情呈慢性进展，部分患者因无关节症状，从而忽视了痛风性肾病的存在。早期患者可有间歇性蛋白尿、高血压等症状，晚期则发展为慢性肾衰竭。

晶体性肾病或晶体肾病，是指晶体沉积于肾脏的不同部位，导致多种类型的肾脏损伤。按沉积部位，可分为三种类型：肾血管损伤（Ⅰ型）、肾小管损伤（Ⅱ型）和尿石症（Ⅲ型）。临床表现为急性肾损伤、慢性肾病、肾绞痛或肾结石。常见的痛风性肾病便属于其中。

治疗关键——控制高尿酸血症

高尿酸血症已在前文介绍。痛风和痛风性肾病的本质都是尿酸结石沉积所致。因此，我们要重视高尿酸血症，及早采取适当的方式进行有效控制。

俗话说"是药三分毒"，首选饮食控制高尿酸血症，少食动物内脏，杜绝暴饮暴食及酗酒，防止肥胖。

晶体性肾病的药物治疗

药物治疗方案需针对不同类型的晶体性肾病制订。如Ⅰ型，以控制高血压、降血脂为主要治疗手段。Ⅱ型和Ⅲ型，则以多饮水，避免草酸盐、高嘌呤食物摄入，使用降尿酸药物等方法应对。

陈哲君

附：100克食物中嘌呤含量（毫克）

第一类	第二类	第三类	第四类
极　微	< 75	75～150	150～1 000
苏打饼干、黄油小点心、各种水果、干果、糖、蛋、乳类、汽水、茶、咖啡、巧克力、各类油脂、花生酱、果酱、除第二类外的各种粮食、除第二类外的各种蔬菜	青鱼、金枪鱼、白鱼、龙虾、蟹、牡蛎、火腿、羊肉、鸡、麦片、面包、粗粮、芦笋、菜花、四季豆、青豆、豌豆、菜豆、菠菜、蘑菇、干豆类、豆腐	鲤鱼、鳕鱼、鲈鱼、大比目鱼、贝壳类、鳗鱼、鳝鱼、熏火腿、猪肉、牛肉、兔肉、鹿肉、肉汤、肝、鸡汤、鸭、鹅、鸽子、鹌鹑	胰脏、凤尾鱼、沙丁鱼、牛肝、牛肾、猪脑、浓肉汁

肾病综合征，你真的了解吗

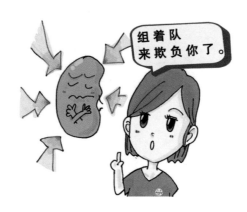

　　肾病综合征是由多种病因引起肾小球基底膜通透性增加，表现为大量蛋白尿、低蛋白血症、高度水肿、血脂异常的一组临床综合征。

肾病综合征的病因

　　肾病综合征可分为原发性、继发性和遗传性三大类。

　　1. 原发性肾病综合征

　　儿童患者主要为微小病变型肾病；青少年主要为系膜增生性肾小球肾炎、微小病变型肾病、局灶性节段性肾小球硬化；老年人主要为膜性肾病。

　　2. 继发性肾病综合征

　　肾病综合征可继发于过敏性紫癜肾炎、乙型肝炎病毒相关性肾炎、系统性红斑狼疮肾炎，常见于儿童和青少年。

　　老年人的肾病综合征多继发于糖尿病肾病、肾淀粉样变性、实体肿瘤性肾病等。

3. 遗传性肾病综合征

基因突变、宫内感染等因素都有可能造成先天性肾病综合征。

临床表现有哪些

1. 大量蛋白尿

肾脏是血液的滤网，可以滤过毒素和代谢废物。正常情况下，身体内的蛋白极少"漏出"。当发生肾病综合征时，滤网被破坏，蛋白便"漏"了出去。

2. 低白蛋白血症

人体内的蛋白质主要由肝脏合成，当合成蛋白质的速度比蛋白质"漏出"的速度要慢时，便会出现低白蛋白血症。

3. 水肿

白蛋白就像一块海绵，可以将水分牢牢地锁在血管内。当白蛋白流失后，水分便会离开血管，进入人体的组织间隙中，造成水肿。

4. 高胆固醇血症

当人体蛋白质丢失后，肝脏会高效运转以合成、补充蛋白质。同时，肝脏也是胆固醇的加工厂，胆固醇的水平也会相应升高。

肾病综合征怎么治疗

患者应采用优质蛋白质、低盐饮食。对症治疗包括服用利尿剂消肿、使用 ACEI 或 ARB 类药物降尿蛋白等；免疫抑制治疗包括服用激素、免疫抑制剂（他克莫司、环磷酰胺等）。

周　航　杨小茜

过敏性紫癜竟也和肾脏有关

过敏性紫癜是儿童中常见的血管炎，主要影响小血管（毛细血管、小静脉或小动脉），通常累及皮肤、肠道、关节和肾小球。约30%的过敏性紫癜患者并发肾病，大龄儿童和成人肾脏受累较为严重。

紫癜性肾炎如何诊断

在过敏性紫癜病程6个月内，出现血尿和（或）蛋白尿即可诊断。血尿和蛋白尿的诊断标准分别为：

血尿：肉眼血尿或1周内3次镜下血尿，红细胞≥3个/高倍视野。

蛋白尿：1周内3次尿常规检查提示尿蛋白阳性；24小时尿蛋白定量>150毫克或尿蛋白/肌酐>0.2；1周内3次尿微量白蛋白高于正常值，满足以上任一项者。

极少部分患儿在过敏性紫癜急性病程6个月后，再次出现紫癜，同时首次出现血尿和（或）蛋白尿者，应积极进行肾活检，如病理检查结果提示为IgA系膜区沉积为主的系膜增生性肾小球肾炎，仍可诊断为紫癜性肾炎。

一般地说，过敏性紫癜发病6个月内出现血尿和蛋白尿，为紫癜性肾炎；如果过敏性紫癜发病6个月后复发紫癜，并出现血尿和蛋白尿，需加做肾活检，以明确诊断。

紫癜性肾炎的治疗不容忽视

紫癜性肾炎是一种典型的急性疾病，只要患者能接受早期治疗，或过敏性因素持续时间较短，可以治愈。如果治疗延迟或病因持续存在，则会导致慢性肾损伤。具体治疗方法包括：蛋白尿症状严重时，选用ACEI或ARB等药物治疗3～6个月；以上治疗无效时，采用激素治疗；如果病理显示新月体形成>50%，考虑激素冲击+环磷酰胺疗法。

紫癜性肾炎的饮食调护

由于过敏性紫癜的发生与感染和过敏有关，故患者应避免接触可疑过敏原，饮食宜清淡，避免摄入海鲜等可能导致过敏的食物；注意防寒保暖，预防感冒；急性期应卧床休息。

紫癜性肾炎是过敏性紫癜的常见并发症，好发于儿童。过敏性紫癜患者应及时查尿常规，关注肾损伤情况，必要时需行肾活检。

陈哲君

肥胖也会引起肾病吗

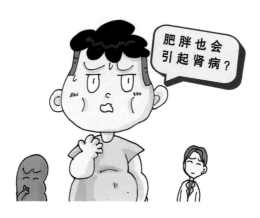

各位"胖友"们，大家都知道肥胖常与糖尿病、高血压、高脂血症联系在一起。不知大家是否了解肥胖其实对肾脏也有很大危害。今天，我们来谈谈肥胖相关性肾病（ORG）。

什么是肥胖

下表是基于体质指数（BMI）的肥胖诊断标准：

基于BMI的肥胖诊断标准表

	BMI（千克/米²）
正常体重	18.5～24.9
超重	25～29.9
肥胖	≥30
1级肥胖	30～34.9
2级肥胖	35～39.9
3级或病态肥胖	≥40

注：体质指数BMI=体重（千克）/身高（米）的平方。

ORG有哪些表现

蛋白尿是ORG的最常见表现。早期出现微量白蛋白尿，随后逐步进展，少数患者可出现大量蛋白尿（尿蛋白 > 3.5克/24小时）。ORG患者很少发生水肿和低蛋白血症（血清白蛋白 < 30克/升），一般无血尿。部分患者肾功能逐步减退，最终可进展至终末期肾衰竭。

哪些人容易患ORG

一般来说，ORG患者起病前存在明确肥胖，BMI ≥ 30千克/米^2，腰围 > 85厘米（男）或 > 80厘米（女），男性患者多于女性。

肥胖+蛋白尿就一定是ORG吗

ORG诊断标准：BMI ≥ 30千克/米^2，伴或不伴局灶节段性肾小球硬化的肾小球肿大。

为明确诊断，肾穿刺活检必不可少。病理报告符合肥胖相关性肾病，同时排除其他原因（如糖尿病肾病、高血压肾病等）后，方可确诊。

肥胖是尿毒症的"推手"

一项大型研究发现，合并其他慢性肾脏病时，3级肥胖者发展为尿毒症的相对风险是超重患者的5倍以上。尤其对糖尿病肾病和IgA肾病患者来说，肥胖会加重蛋白尿。

肥胖者应该怎么做

首先是减肥。通过低热量饮食或减肥手术减轻体重，可明显减轻蛋白尿，逆转肾功能损害。

其次是用药。服用药物控制蛋白尿，减轻肾损害。相对体重正常者，肥胖者对控制蛋白尿的药物（ACEI或ARB）更敏感，效果更好。

研究表明，减肥和药物对蛋白尿的控制效果类似。吃药毕竟不是长久之计，减肥才是根本。所以，"胖友"们，减肥势在必行！

韦月韩

抗磷脂抗体综合征中的肾脏疾病

系统性红斑狼疮引起的狼疮性肾炎是肾友们最熟悉的自身免疫性肾病。但除此之外，还有一种被称为抗磷脂抗体综合征的自身免疫性疾病，也有可能损伤肾脏。

什么是抗磷脂抗体综合征

抗磷脂抗体综合征是一种以动静脉血栓形成、易发生妊娠相关并发症、血清中能持续检测到抗磷脂抗体为特征的自身免疫性疾病。当抗磷脂抗体综合征累及肾脏时，可能涉及从肾动脉到肾静脉的整个肾血管树，并进一步诱导肾内小血管的血栓性损伤，从而导致肾脏病变及肾功能损害。本文主要介绍抗磷脂抗体综合征引起的小血管病变。

抗磷脂抗体综合征肾病是什么

抗磷脂抗体综合征肾病是一种肾脏小血管病变，临床表现多样，包括动脉性高血压、镜下血尿、不同程度的蛋白尿，以及急性肾损伤或缓慢进展的慢性肾脏疾病。

抗磷脂抗体综合征肾病的治疗

由于缺乏相关研究，抗磷脂抗体综合征肾病患者的治疗方案暂无明确共识。维生素K拮抗剂和低剂量阿司匹林（100毫克/天）是常用治疗药物。此外，Eculizumab（抗C5抗体）、mTOR抑制剂和贝利单抗（BAFF抑制剂）也是十分有前景的治疗方法，但目前尚在临床试验中。

鉴于动脉性高血压和蛋白尿在抗磷脂抗体综合征肾病患者中十分常见，故推荐使用ACEI类降压药（即普利类药物）对抗磷脂抗体综合征肾病患者进行肾脏保护，但ACEI类药物在妊娠期禁用。

抗磷脂抗体综合征患者的预后

目前，针对抗磷脂抗体综合征患者肾脏并发症预后的研究相对较少。总体而言，在肾脏受累的抗磷脂抗体综合征患者中，进展为终末期肾病的情况并不常见。此前有学者在研究中发现，在10年随访过程中，160例抗磷脂抗体综合征患者，仅有1例患者发展为终末期肾病。

张天煜

M蛋白血症累及肾脏怎么办

一名80岁的男性患者因反复蛋白尿就诊，被确诊患有M蛋白血症。经进一步检查，医生发现其患有多发性骨髓瘤，建议其去肿瘤科就诊。患者不理解，明明是尿中有蛋白，为什么要去肿瘤科治疗？

M蛋白血症是什么

M蛋白是浆细胞或B淋巴细胞产生的一种异常的免疫球蛋白。正常情况下，不同浆细胞针对不同病原体会产生多种正常免疫球蛋白。如果某一群由相同"祖先"克隆形成的浆细胞产生了过剩的免疫球蛋白，便是M蛋白血症。M蛋白血症包含多种疾病，如多发性骨髓瘤（MM）、巨球蛋白血症（MG）、恶性淋巴瘤（ML）等。这些疾病都是以"M"开头，故称为"M蛋白血症"。

有趣的是，M蛋白血症患者的首发症状是多种多样的，常因骨质疏松、周围神经病变、肾损害等表现于其他科室就诊。本文开头的老年患者就是因蛋白尿在肾脏科就诊，而后被发现患有M蛋白血症的。

治疗优先级

治疗M蛋白血症，是先解决症状，还是先解决病因呢？若治标不治本，患者的症状会反复发作。因此，应先治疗M蛋白血症，化疗是常用的治疗手段。射人先射马，擒贼先擒王。病因解决了，M蛋白血症引起的肾脏症状也会得到缓解。

伍佳佳

聊聊肾囊肿那些事儿

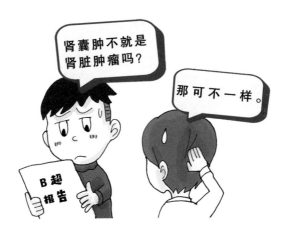

门诊患者常常会问："医生，B超检查发现我有肾囊肿，要紧吗？"那么，什么是肾囊肿？肾囊肿和肾肿瘤有什么关系？

什么是肾囊肿

囊肿是一种常见的肾脏结构异常。大多数是后天形成的、非遗传疾病，又称单纯性肾囊肿。单纯性肾囊肿可为单侧，也可为双侧；可以是单个，也可多发。一般认为，单纯性肾囊肿来源于肾小管憩室。随着年龄增长，肾小管憩室越来越多。因此，单纯肾囊肿的发病率有随年龄增长而增加的趋势。

当然，除单纯性肾囊肿外，髓质海绵肾、囊肿性肾发育不良、获得性囊肿性肾病等也属于囊肿性肾病。不同种类的囊肿性肾病的发病部位、囊肿大小、遗传性质不尽相同。

肾囊肿与肾脏肿瘤

单纯性肾囊肿大多是良性的肾脏囊性病变，但复杂性肾囊肿往往与囊性肾癌难以区别。于是，医学界制定了Bosniak肾囊肿分级系统，以帮助医生诊断和处理。对于普通人而言，该如何初步辨别良性肾囊肿和囊性肾癌呢？

简单来说，如果肾囊肿影像报告没有涉及"分隔""钙化""强化"等词语，也没有其他特殊诊断，那么无需过度担心，大概率是单纯性肾囊肿。

单纯性肾囊肿的症状有哪些

单纯性肾囊肿一般没有症状。在极少数情况下，可伴破裂、疼痛、血尿、腹部肿块、感染等症状。若囊肿对周围组织产生压迫，可能引起尿路梗阻。

肾囊肿需要治疗吗

无症状的单纯性肾囊肿，一般无需治疗，定期复查即可，每半年或1年复查一次泌尿系统超声。

如果囊肿直径较大，压迫周围组织产生临床症状；或囊肿进展较快，伴形态学改变，则需要进一步检查。

值得注意的是，肾囊肿不会自愈，服用药物也不会让肾囊肿变小。关键在于定期复查，观察囊肿的生长速度、大小，判断囊肿的性质是否改变等。

陈哲君　朱敏妍

当 心 肿 瘤

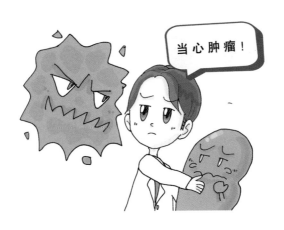

肿瘤相关肾病

1922年，国外科学家首次报道了肾病综合征与肿瘤的关系，此后相关报道日渐增多。1966年，Lee等科学家对101例肾病综合征患者进行了分析与总结，发现其中11%的患者合并癌症，1/3先于肾病确诊，2/3在肾病确诊后才发现。2003年丹麦医生Birkeland报道，在所有肾活检患者中，4年内确诊恶性肿瘤的，占总人数的4%。近年来的研究显示，肾病患者检出肿瘤的概率为正常人的10倍。多种恶性肿瘤可引起肾损害，其中以肺癌、胃癌、乳腺癌和结肠癌最常见。

临床表现有哪些

1. 肾脏表现

大部分患者表现为肾病综合征，大量蛋白尿，低白蛋白血症。最常见的病理类型为膜性肾病和微小病变型肾病。

实体肿瘤，如乳腺癌、肺癌、结肠癌，累及肾脏表现为膜性肾病。表现为微小病变型肾病的肿瘤，以淋巴瘤最常见。其他类型的肾病也有报道，但不常见，如 IgA 肾病、ANCA 相关肾病等。

2. 肾外表现

如不明原因体重下降、体表可触及包块、不明原因水肿等。

筛查与预防怎么做

通常，肾脏科医生会对肾病患者进行肿瘤筛查。患者也应提高警惕，留心身体的异常情况，尤其是肾活检结果提示为膜性肾病的患者，平时应注意饮食、大小便、体重等的改变，以及身体是否有异常包块等。

如何治疗

诊断明确后，应以肿瘤治疗为主，肾病治疗为辅。此外，还应注意预防感染、出血、失水、水和电解质紊乱等。在治疗肿瘤过程中，可能会导致体内一些毒素水平升高、电解质紊乱，患者应多饮水，促进毒素排出。

周　航

聚焦肾癌术后慢性肾脏病

许多肾癌患者常有这样的疑问：如果做了肾切除手术，是否会导致肾功能丧失，需要进行长期透析治疗，影响生活质量？实际上，肾癌手术大致分为两种：单侧全肾切除术和肾部分切除术。下面，我们逐一为患友们讲解这两种手术的预后。

单侧全肾切除术

对进行单侧全肾切除术的患者，若术前肾功能正常，切除一侧肾脏后，肾功能并不是简单地变成了原来的1/2，而是下降了1/4左右。约7.2%的患者会在未来十年中慢慢发展为慢性肾功能衰竭。

肾部分切除术

接受部分肾切除术的患者，预后相对好一些。肾功能的下降取决于切除肾单位的多少。总体而言，肾部分切除术后患者肾功能平均下降10%左右，在未来十年内发展为慢性肾功能衰竭的概率仅为3%。

风险评估

肾脏功能的好坏取决于有多少肾单位在工作。也就是说，切除一个肾脏和切除半个肾脏对预后的影响是截然不同的。但除此之外，还有许多其他因素会影响长期的肾功能预后，如年龄、高血压、糖尿病、手术前的肾功能、术后急性肾损伤等，均是导致术后肾功能恶化的因素。

有文献做了一个模型，纳入年龄、糖尿病、手术前肾功能（gFR）及手术方式这四个因素，并建立了危险分层模型。对有中高风险的患者，术后不仅需要评估是否有肿瘤复发，还需要密切关注肾功能变化。当然这并非绝对，更多、更深入的研究正在逐步发现肾癌术后新发慢性肾脏病的危险因素。

周　航

孤立肾患者需要注意什么

获得性孤立肾

获得性孤立肾主要由三个原因导致：捐献单侧肾脏、因肾癌单侧肾切除和创伤导致单侧肾切除。今天，我们着重分析因肾癌而切除单侧肾脏的患者的注意事项。

孤立肾有多危险

2%～4%的孤立肾患者最终会发生肾功能衰竭；11%的肾部分切除患者的肾功能明显异常，而在单侧肾切除患者中，这一比例将上升至20%。有研究表明，单侧肾切除的患者发生心血管疾病风险也是升高的。

为什么说孤立肾很危险

肾切除就跟"裁员"一样，剩余肾脏的工作压力越来越大，最终导致"员工"全部倒下，整个工厂关停，即肾功能衰竭。

如何进行自我管理

1. 低蛋白质饮食

蛋白质的主要来源是肉、蛋、奶和豆制品。孤立肾患者的蛋白质摄入量宜控制在每天0.6～0.8克。蛋白质摄入并非越低越好，而要控制在合理范围内。

2. 低盐饮食

每日盐摄入量应少于4克（可使用控盐勺）。加工食品（如加工肉制品、酱菜、腌制食品、蜜饯等）的含盐量可能很高，尽量避免食用。

3. 控制体重

尽可能做到"肚子小一点，肌肉多一点"。孤立肾患者合并肥胖会加剧肾功能损伤，故患者应积极控制体重，参加体育活动，利于身心健康。

BMI的计算公式为：体重60千克的人，身高1.7米，那么他的BMI = 60/（1.7 × 1.7）= 20.8千克/米^2。

4. 监测血压

血压应控制在140/90毫米汞柱以下，最好能控制在130/80毫米汞柱以下。

5. 定期随访

不同肾功能患者的随访间隔是不同的。患者应于术后1个月在肾内科进行一次随访，然后由医生决定随访间隔时间。

同时还需要注意，平时应多饮水、戒烟（吸烟患者发生肾功能衰竭的风险是非吸烟患者的1.76倍）、适量运动。

孤立肾患者一定要定期复查肾功能，一旦发现异常，应尽早就医诊治，以保护肾功能。

周　航

尿频、尿急、尿痛

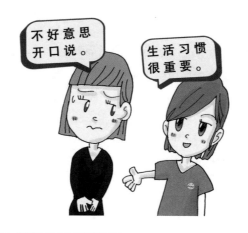

哪些人容易发生尿路感染

大多数女性在其一生中都可能发生各种类型的尿路感染，尿急、尿频、尿痛等尿路刺激症状会大大降低生活质量。这是因为，女性尿道较短，且周围常有细菌聚集，感染机会多。

老年人因免疫功能减退，尿路防御外来病原体入侵的能力逐渐降低，再加上常患有糖尿病等其他疾病，也容易发生尿路感染。

尿路感染有什么症状

根据感染部位，可分为上尿路感染和下尿路感染。急性单纯性膀胱炎的主要症状是尿频、尿急、尿痛、尿道烧灼感、小腹部不适、尿混浊等，一般无明显的全身症状，体温正常或有低热。如果病原体顺着输尿管上行感染肾脏，则可能发生急性单纯性肾盂肾炎。除上述症状之外，还有腰痛背痛、发热、寒战等症状。

伴糖尿病等其他疾病的复杂性尿路感染，除泌尿系统感染症状和全身症状外，最严重和致命的情况为脓毒血症。

尿路感染该怎么治疗

通常，医生会根据患者的性别、年龄、病情严重程度、有无其他复杂情况、细菌培养和药物敏感试验结果、用药过敏史等综合考虑，为患者选择敏感、安全的抗生素，制订合理的治疗方案及足够的用药时间。

由于部分药物服用不当可能造成肾损伤，故患者一定不要擅自服用药物。此外，患者一定要遵照医嘱达到足够的服药时间，因为症状减轻并不一定意味着疾病已经痊愈了，尿路感染治疗不彻底易变为慢性，长期慢性尿路感染可导致慢性肾脏病。

生活中需要注意什么

多饮水，每2～3小时排尿1次，不憋尿，注意局部清洁。

马　晴　韦月韩

尿毒症揭秘

尿毒症是急性或慢性肾功能不全发展到严重阶段，代谢产物和某些内源性毒物不能排出，蓄积于体内而引起的一系列中毒现象的临床综合征。

尿毒症的发病率高吗

据统计，我国成人慢性肾脏病的患病率高达10.8%。其中，超过200万人为终末期肾病患者。

尿毒症会遗传吗

尿毒症由各种原发性、继发性疾病导致，不是一个独立的疾病，而是各种晚期的肾脏病共有的临床综合征。

尿毒症不会遗传，但如果引起尿毒症的病因是一种遗传性疾病，则可能会遗传给后代，如多囊肾。

尿毒症有什么症状

尿毒症主要表现为皮肤瘙痒、骨痛、晚上睡不着；胃里翻江倒海，恶心干呕；一嘴尿味；一躺下就喘不过气，半坐着才能缓过气来；吃着饭，突然大口吐血；等等。随着病情发展，患者还会出现嗜睡、昏迷，最后可能会因心力衰竭、呼吸衰竭、肾性脑病等重症而死亡。

肾病号称"沉默杀手"，为避免发生尿毒症，大家应重视尿里有泡沫、全身没力气、水肿、胃口不好、恶心呕吐等非典型症状，及时去医院诊治。

如何判断有没有尿毒症

尿毒症的诊断主要依据病史、实验室检查和肾脏影像学检查。其中，肾小球滤过率降低是主要诊断指标（检测血液中的肌酐、尿素氮、尿酸指标，根据公式推算肾小球滤过率）。

健康人应定期进行尿常规、肾功能、肾脏B超等检查，以便早期发现肾脏病变，及时干预。尿毒症患者应摆正心态，积极配合治疗，与尿毒症和平共处几十年也是有可能的。

伍佳佳

积极面对"不幸"的尿毒症

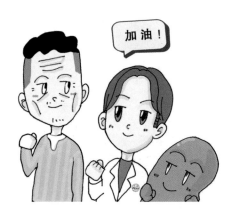

药物干预

在肾内科医师的指导下进行，具体措施包括：口服小苏打，纠正代谢性酸中毒；使用利尿剂，改善水钠潴留症状；使用降压药，严格控制血压，保护心、脑、肾等器官；使用促红细胞生成素，改善贫血症状；合理使用活性维生素D制剂和磷结合剂，纠正钙磷代谢紊乱；防治心血管病，尿毒症患者是心血管病的高发人群，应结合降脂等治疗。

饮食管理

蛋白质摄入量为每天0.6～0.8克/千克体重，以优质蛋白质（如蛋、牛奶、瘦肉和鱼等）为主。正在进行透析的患者，因透析会造成营养流失，导致额外的蛋白质分解代谢，蛋白质摄入量宜增加至每天1.2克/千克体重。

磷的摄入量，应低于每天600毫克，避免食用富含磷酸盐的食品和饮料，如蜜饯、加工肉类、乳制品和软饮料等。

控制钾摄入量。减少食用水果、果汁，尤其是香蕉、桂圆、番茄、西瓜等钾含量高的水果，以及坚果、紫菜、成分不明的药膳等。

控制钠盐摄入。有水肿、高血压等症状者，钠盐摄入量应控制在每天5克以下。避免食用咸菜、腐乳、咸蛋、咸肉，以及钠含量高的糕点、饼干等。

肾脏替代治疗

肾脏代替治疗包括透析与肾移植。需要提醒的是，慢性肾脏疾病导致的尿毒症目前尚无法治愈，患者切莫病急乱投医，避免轻信虚假宣传而上当受骗。

未来展望

如通过诱导的多能干细胞培育一个新的人类肾脏，抑制肾病进展的TRPC5离子通道的小分子抑制剂（AC1905）等，虽然这些技术和药物的问世还有很长的路要走，但未来可供选择的治疗方法一定会越来越多。

陈哲君

尿毒症，"毒害"的不单单是肾脏

慢性肾脏病发展到终末期，称为尿毒症。尿毒症不是尿里有毒素，恰恰相反，尿毒症是由于肾功能严重丢失，体内的毒性物质不能随尿液排出，大量积累在组织和血液中，从而产生一系列症状。

什么是尿毒症毒素

简单来说，尿毒症毒素是在尿毒症患者的血液和体液中能检测到的显著增加的毒性物质，包括小分子水溶性毒素、中分子类毒素，以及能与蛋白质结合的毒素，涉及多种电解质、修饰氨基酸、脂类、多肽、氮代谢物和有机小分子等。

尿毒症毒素会带来什么危害

肾脏病到了尿毒症阶段，就不可逆了。尿毒症毒素不仅会进一步加重肾损害，还会影响心血管、消化、神经等多个系统，以及水、电解平衡等方方面面。患者常有胸闷、心悸、四肢乏力、恶心、胃口差、皮肤瘙痒、健忘等症状，这往往提示身体内的毒素已经积累太多了，再不处理，就要出问题了。

怎么减少尿毒症毒素的堆积

尿毒症患者千万不能等到身体状况百出时再就医。平时应注意避免使用有肾毒性的药物，积极治疗高血压、心力衰竭等疾病；积极控制蛋白质的摄入量，以优质蛋白质为主，如坚果、谷物、奶制品和鱼肉等，在补充蛋白质消耗的同时，减少蛋白质代谢分解产生的毒素堆积。当尿毒症毒素累积、身体出现症状影响日常生活时，患者应开始肾脏替代治疗（即透析治疗）；若条件允许，可进行肾移植治疗。

总之，对慢性肾病患者而言，尿毒症毒素的累积悄然影响着身体的方方面面，早期无相关症状时要注意饮食与药物控制，尿毒症时期要积极进行透析治疗，努力减轻毒素对健康的损害。

夏　佳

延 肾 攻 略

——血透、腹透、肾移植，尿毒症不再是绝症

得了尿毒症，就意味着死亡吗

事实上，自从有了透析治疗和肾移植以后，尿毒症患者的死亡率大大降低了。肾透析治疗超过二十年仍存活的，大有人在。随着技术的发展，肾移植的长期存活率也明显提高。

腹膜透析怎么做

首先，医生要在患者腹腔内放置一根永久性导管，利用腹膜的滤过作用，通过透析液的交换，滤出体内毒素与多余水分。在医护的指导下，患者可在家或办公室等清洁环境中自行操作。每天做3～4次交换，病情稳定的患者只要定期到医院复查即可。

血液透析怎么做

血液透析（简称血透）系统由透析液、透析器、血液透析机、水处理系统组成。首先，医生要为患者建立血管通路，即将血液从身体引出，再返回到体内的通道。引出的血液通过此通道，在体外机器进行过滤，将毒素及多余水分清除。

血管通路分为长期（手部）与临时（颈部或大腿根部）。由于长期血管通路的构建需要一定时间，因此在透析开始前的几周甚至几个月，医生便需要在患者手部建立长期血管通路。

血透一般每周做2～3次，患者需要定期去医院进行治疗。

肾移植是什么

除血液透析与腹膜透析外，肾移植是终末期肾衰竭患者的另一种治疗选择。随着技术的发展，肾移植患者的长期存活率显著提高，具有与正常人相似的生活和工作能力。

血透或腹透一段时间后，能否做肾移植

可以。患者需要去医院就诊，进行全面评估。

透析方式对肾移植有影响吗

对肾移植预后产生影响的主要是手术前患者的基础情况，包括心功能、髂内外血管情况、营养情况，以及是否合并结核、病毒感染、肿瘤等。透析方式对肾移植患者的长期预后没有明显影响。

朱敏妍

什么时候开始做透析

肌酐达到多少，需要开始透析

通常，医生是以患者的身体状况来判断是不是需要开始透析，而不是仅仅看血肌酐的高低。

如果患者频繁出现一些状况，如胸闷、夜间憋闷难以平卧、水肿渐渐加重、每日尿量明显减少、严重恶心和呕吐、严重皮肤瘙痒、代谢性酸中毒等，说明体内积累的毒素太多，需要通过透析定期排毒。

可以推迟开始透析的时间吗

视情况而定。

如果患者已经频繁地出现毒素累积的症状、严重影响生活质量，甚至增加了急诊就诊次数，就不要硬撑，应尽早开始透析，以便保持工作能力和拥有较高的生活质量。

化验单上血肌酐和肾小球滤过率（eGFR）是反映肾功能的两个关键指标。如果血肌酐很高、eGFR很低（低于15.0毫升/分钟），但一般状况、精神状态、营养状况都比较平稳，可以暂不透析。

暂时不需要透析者，该做些什么

透析的准备工作很关键，有两件事不能忽略。

第一，透析前的准备，包括建立血管通路等，需要一段恢复时间。手术时机一般由肾脏科医生综合考虑后决定。第二，积极配合医生的治疗，定期去门诊随访，若出现难以忍受的不适，应及时去急诊就诊。

总之，慢性肾病患者要积极配合医生治疗和定期随访，在医生帮助下做好透析准备工作，以备不时之需。

韦月韩

透析了，还需要关注残余肾功能吗

残余肾功能（RRF）这个概念，对许多刚刚进入或即将进入透析状态的肾友来说稍显陌生，它是指肾组织受损后，健存肾单位的残留功能。

已经都透析了，还有残余肾功能吗

残余肾功能是尿毒症患者尚健存的肾单位，其继续发挥清除水分及机体代谢废物的作用，以及部分内分泌功能（分泌促红素和维生素 D），以尽可能维持内环境的稳定。可见，残余肾功能是不容小觑的。

做了血透，残余肾功能是否可有可无

血液透析（HD）虽谓之"人工肾"，能像肾脏那样排出体内小分子毒素和多余的水分，但并不能完全替代肾脏的全部工作，如排出中分子毒素有限，不具有肾脏的调节及内分泌功能，不能解决肾性贫血、肾性高血压、肾性骨病等问题。因此，在长期透析过程中，患者会出现心、脑血管疾病、营养、感染等一系列的并发症，是不容忽视的危险因素。因此，残余肾功能并非可有可无，应尽力保存。

怎么知道自己的残余肾功能

欧洲血液透析最佳实践指南（EBPg）推荐采用经体表面积校正的尿素氮清除率和肌酐清除率的均值作为评价透析患者 RRF 的指标。肾友们也可以利用残余尿量替代评价 RRF 的指标。

怎么保护残余肾功能

首先，不放弃治疗原发病（如糖尿病、高血压等）。虽然已透析，但原发病仍继续损伤肾脏。其次，根据医生的建议，确定合适的开始透析时间和透析模式。第三，保持合适的容量负荷和蛋白质摄入，避免肾毒性药物使用。

需要提醒的是，关注残余肾功能，并不是过度关注血肌酐水平，更重要的是关注尿量、血压、体重、超滤量、饮水量等，综合控制容量负荷。

伍佳佳

心肾综合征是怎么回事

慢性肾病患者发生心血管疾病的概率是正常人群的2倍，慢性肾病透析患者合并心衰的比例高达20%、因心血管疾病死亡的概率高达39%、心血管死亡率是普通人群的10～20倍。慢性肾病患者的心血管症状不典型，诊断与鉴别诊断难度大，无症状冠心病的发生率高达53.3%。以上就是人们常说的4型心肾综合征，因肾功能下降而导致心脏疾病的发生。

为何会出现心肾综合征

首先，慢性肾病本身合并的一些并发症（如糖尿病、高血压、血脂异常等），是心血管病的危险因素。其次，慢性肾脏病导致体内毒素蓄积，对心脏具有毒性作用，是冠心病的独立危险因素；同时，慢性肾病导致的一些并发症（如高磷血症、甲状旁腺亢进等）对心肌及血管具有直接的损伤作用。最后，晚期肾病患者尿量减少，体内多余的水分无法排出，对心脏而言是极大的负担。

自我评估

在疾病早期，症状往往不明显。患者可以通过6分钟步行实验进行评估（下肢有疾病的肾友除外）。具体方法：充分休息10分钟后，在一条平直的路上（最好是户外），尽可能快地步行6分钟，记录行走距离。行走距离不超过550米的，说明可能存在心脏或肺功能的问题。如果连150米都走不到，说明可能存在心力衰竭。

自我生活管理

心肾综合征本质上是慢性肾脏病导致的心脏并发症。患者平日的饮食管理和运动管理，与肾病患者的要求类似。

尚未合并心脏疾病的患者，应预防工作。提高警惕，在做好自我评估的基础上，定期去医院进行化验和检查，以便早期发现问题，尽早干预。

已经合并心脏疾病的患者，配合相关治疗是最重要的，还需要及时去心脏科就诊。

　　值得一提的是，急、慢性心力衰竭患者发生肾损伤的风险较正常人增高，应定期进行肾功能检查。

周　航

慢性肾病患者为什么身上痒

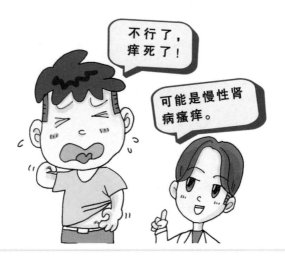

慢性肾脏病相关瘙痒（CKD-aP）是慢性肾脏病（CKD）的常见并发症之一，也被称作尿毒症瘙痒，严重时会明显影响慢性肾病患者的生活质量。

临床表现有哪些

CKD相关瘙痒的特征是持续、反复性的瘙痒，常呈对称、双侧分布，夜间加重。瘙痒症状持续存在，多位于躯干和四肢，几乎没有原发性的皮肤病变，可能见到抓挠引起的皮损。洗澡、透析不充分、高温、压力、寒冷、体育运动等，可使症状加重。

哪些人容易发生

老龄、女性、C-反应蛋白（CRP）水平增高、乙肝和/或丙肝抗体阳性、低白蛋白、高磷、甲状旁腺激素（PTH）高水平、肺部疾病史、糖尿病、腹膜透析操作不当等，可能增加CKD相关瘙痒发生的可能性。

可能病因是什么

甲状旁腺功能亢进、尿毒症毒素积聚、免疫失调、干燥症（皮肤发干、伴鳞屑，主要由皮脂腺和顶泌腺功能异常引起）、组胺机制（患者真皮层中肥大细胞数量增多，释放组胺，导致瘙痒加重）等。

该怎么治疗

1. 改善钙磷代谢

尿毒症患者应定期去医院复查血清钙、磷、PTH水平，正确遵医嘱应用磷结合剂等药物进行治疗，控制钙、磷水平在合理范围内，有助于减轻瘙痒症状。

2. 提高透析充分性

患者应定期去医院评估透析充分性。

3. 针对干燥症的治疗

润肤霜是最常用的处理方法，同时应注意尽量减少用热水洗浴或洗手，减少皮肤直接接触肥皂。

4. 抗组胺药、光疗法

患者可前往医院咨询专业医师，是否需要采用这些疗法。

张天熠

慢性肾病为何会引起认知障碍

多项研究表明，慢性肾病患者合并认知功能障碍的风险明显增加，是普通人群的2.14倍。轻度认知功能障碍的发生率随肾小球滤过率的降低而升高；而在终末期肾脏病的患者中，维持性血液透析的患者认知功能障碍的发生率高于腹膜透析和肾移植患者。

危险因素有哪些

目前认为，慢性肾病是认知功能障碍的独立危险因素。一方面，与普通人群相比，慢性肾病患者往往同时患有高血压、糖尿病、高胆固醇血症等慢性病，发生脑血管疾病的风险更高；另一方面，各种尿毒症毒素（如尿酸、甲状旁腺激素、高同型半胱氨酸、白介素-6等）在体内堆积，引起炎症反应、氧化应激、内皮损伤等，可直接或间接导致认知功能障碍。此外，贫血、血液透析治疗也是导致认知功能障碍的危险因素。

认知功能障碍的防治

1. 积极预防

控制相关危险因素，包括降压、控糖、降脂，避免脑血管病的发生。

2. 加强筛查

认知障碍在慢性肾病患者中很常见，对老年患者，医生和患者家属要留意患者是否出现认知功能障碍的症状（如记忆力减退、药物依从性下降、注意力下降或语言能力下降等）。

3. 保持健康的生活方式

患者应戒烟、戒酒，控制体重，适当吃高铁食物（如动物肝脏等），同时搭配新鲜蔬果，帮助改善贫血。研究显示，运动训练有助于改善认知功能障碍，患者应保持一定的运动量。

4. 积极治疗

遵从医嘱,积极配合慢性肾病相关并发症的治疗,以及改善认知障碍的治疗。

夏 佳

为什么我的血变黏了

"血液变黏"只是个通俗的说法，医学上称之为"血液高凝状态"。为什么慢性肾病会导致血液高凝呢？

蛋白尿与低血清白蛋白血症

因大量蛋白从尿液中流失，部分慢性肾病患者，尤其是肾病综合征患者，会有低血清白蛋白血症。肝功能检查项目中，有检测白蛋白水平的指标。

肝脏代偿性合成凝血因子

人体有代偿机制，当患者因为蛋白尿而大量丢失蛋白时，肝脏便会代偿性地合成各类蛋白质，包括各类脂蛋白与凝血因子，血浆中凝血因子 V、VIII，以及纤维蛋白原水平会有所上升。此类凝血因子水平上升，便会增加血黏度。同时，一些肾病综合征患者还会丢失天然的抗凝物质（如游离蛋白 S 和抗凝血酶 III），也使患者的血液处于高凝状态。

治肾病药物的使用

不少肾友做完肾穿刺、明确病理类型后，会长期服用泼尼松等糖皮质激素类药物。虽然激素对控制肾病十分重要，但亦有导致血液高凝的副作用。话虽如此，但患者也不必对这类药物产生恐惧，规律就诊、复查，与医生一起跟踪近日状态，便能控制不良反应的发生。

血液高凝怎么办

血液高凝最常见的并发症是各类血栓事件的发生。一些肾病综合征患者在血清白蛋白低于 20 ~ 25 克/升时，静脉血栓形成的风险大大增加，如下肢深静脉血栓、肾静脉血栓等。因此，对血清白蛋白较低的患者，可能需要皮下注射抗凝剂（如低分子肝素）或口服抗血小板药（如阿司匹林）。

"血液变黏"不是一件小事，各位肾友一定要将高凝这件事放在心上，遵医嘱按时服药、调节饮食、定期复查。

应奕雯

肾脏和肠道的"爱恨情仇"

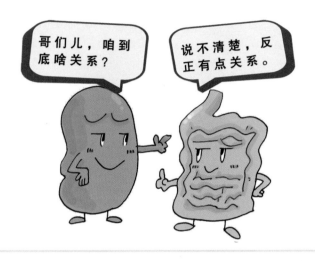

"医生，我的肾生了病，为什么我的胃口也不好，还总是恶心、呕吐呢？"面对患者的疑问，不妨一起来看看肾脏和胃肠道之间的"爱恨纠葛"吧！

什么是"肠肾综合征"

"肠肾综合征"的概念在2011年国际透析大会上被首次提出。该理论认为，肠道与肾脏之间在病理、生理之间存在着密切关系。随着肠道微生态逐渐成为研究热点，"肠-肾轴"理论被提出和逐渐被证实：慢性肾脏病患者在疾病进展过程中出现的代谢性酸中毒、尿毒症毒素等会导致肠道微生态系统紊乱，造成肠道菌群失调，改变肠道微生物群的组；而肠道微生物的代谢产物的变化能够进一步促进尿毒症毒性和炎症的发生。

有哪些新型疗法

"肠-肾轴"理论的提出使慢性肾脏病患者的肠道损害被广泛关注，大量新型疗法不断出现，但大部分处于研究阶段，尚未临床应用，现对其做简单介绍。

1. 益生菌

口服益生菌可以调节患者的肠道菌群，降低肠源性毒素水平，改善肠道黏膜免疫功能，改善慢性肾脏病患者微炎症状态。

2. 合生元

有研究显示，合生元（益生元与益生菌）能够调节肠道菌群，减少瘤胃球菌，增加双歧杆菌，明显降低肠源性尿毒症毒素硫酸对甲酚的含量。

3. 纤维素

研究显示，适当增加纤维素的摄入量，可增加肠道毒素排泄，降低血尿素氮浓度和血清肌酐水平，延缓肾小球滤过率的下降速度。

4. 肠透析治疗

传统透析治疗具有侵入性、经济负担重、患者生活质量差等局限性。基于"肠-肾轴"的肠透析疗法保守而温和，但尚未广泛应用。

5. 中医疗法

中药灌肠疗法可促进肠道毒素排泄，降低肠源性毒素水平，改善肠道黏膜屏障功能，减轻炎性反应，改善蛋白质营养状况，提高机体免疫力，保护残余肾功能。

"肠-肾轴"理论提高了人们对慢性肾脏病全身并发症的认识，为慢性肾脏病的治疗提出了更多可能性。随着科学技术的发展，相信在不远的未来，基于肠道的肾脏疗法能为更多肾友带去福音。

姜 蕾

肾脏也需要"新鲜空气"吗

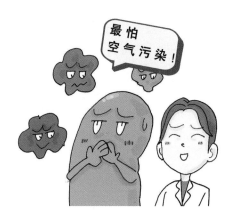

空气污染对呼吸系统、心血管系统的危害已经引起了普通居民和医务工作者的重视。但鲜为人知的是，空气污染和许多不良生活习惯一样，是慢性肾脏病的潜在病因之一。

臭氧与慢性肾脏病

2019年，科学家们发现，在非洲裔美国人中，人们吸入的臭氧（O_3）浓度与血肌酐值成正比，意味着臭氧污染与肾功能的损害密切相关。

一项针对中国人的研究发现，臭氧污染增加某一地区慢性肾脏病的发病率，且这一作用在城市居民、年龄小于65岁的人群及经济条件较好的人群中更加明显。

因此，生活在臭氧污染较严重地区的居民，可以适当减少户外活动的时间，外出时戴好口罩。中老年人控制好血压，减轻肾脏的滤过负担，也能减少臭氧等物质通过血流损害肾脏。

$PM_{2.5}$与慢性肾脏病

$PM_{2.5}$指的是空气中直径小于2.5微米的颗粒物，可以长时间地悬浮在空气中。科学家将健康小鼠暴露在$PM_{2.5}$环境中进行实验，发现$PM_{2.5}$被小鼠吸入后，可以直接参与破坏肾脏的结构和功能，引起肾脏纤维化、肾小球体积和肾小管腔容积减小。

以上机制反映在人群中，则表现为蛋白尿水平及慢性肾脏病的发病率随空气中$PM_{2.5}$浓度的增加而增加。

看来，空气污染的危害不止引起多种呼吸道疾病，肾脏也是各种空气污染物的主要"受害者"之一。保护空气质量，不仅能使我们呼吸得更加畅快，也会让肾脏工作得更加轻松。

张天熠

鲜为人知的Alport综合征

Alport综合征是一种由于编码Ⅳ型胶原的α链的基因异常所致的遗传性肾脏病，发病率约为2/10万人。多数患者在30岁前发生肾功能衰竭。除此之外，部分患者伴神经性耳聋和眼部病变等肾外表现。遗憾的是，目前尚无治疗该病的特效药，因此尽早诊断和尽早治疗尤为重要。

发病机制和临床表现

Alport综合征是一种遗传性疾病，男性发病率高于女性，且病情更重。致病基因异常造成肾小球基底膜损坏，导致血尿、蛋白尿、肾功能下降等临床表现。当致病基因异常影响到内耳和眼球的基底膜时，亦会导致听力受损和眼部病变。

如何诊断

通常需要结合家族史、肾穿刺活检及基因检测。

预防和治疗

由于Alport综合征患者几乎都会发生肾功能衰竭，优生优育显得尤为重要。家族中有病例或有肾脏病家族史的人，应进行产前基因诊断，明确胎儿是否遗传致病基因，降低潜在的风险。

已经确诊的患者，且尿蛋白肌酐比＞0.2时，需要进行药物干预，首选ACEI类药物。有30岁前肾功能衰竭家族史和基因检测发现是缺失突变、无义突变或剪接突变者，在出现微量白蛋白尿时就要进行治疗。

进展至终末期肾病的患者，需要进行肾脏替代治疗。Alport综合征患者接受肾移植的效果优于其他肾脏病患者，肾移植后20年存活率可达70.2%。需要注意的是，亲属供体要避免男性Alport综合征患者，以免移植肾脏的存活期降低。

由于目前尚无根治Alport综合征的治疗手段，且该病会进行性加重，早诊断、早治疗能最大限度帮助患者和家庭减轻痛苦和负担。对有家族史者，进行产前基因诊断可阻断该病遗传。

夏　佳

罕见的胶原Ⅲ肾病

　　一名3岁女童因近4个月反复发热、腹痛、血尿和蛋白尿前来就诊，肾活检提示Ⅲ型胶原纤维在肾小球内皮下间隙和系膜中沉积异常，确诊为Ⅲ型胶原肾小球病。为何她小小年纪便患了肾脏病？Ⅲ型胶原肾小球病又是什么病呢？

　　胶原Ⅲ肾病是一种Ⅲ型胶原纤维在肾小球中异常沉积引起的肾小球疾病，为一种罕见病（正常情况下肾小球中无Ⅲ型胶原纤维）。时至今日，其发病机制尚不明确。

临床表现

　　水肿、蛋白尿是胶原Ⅲ肾病最常见的临床表现，部分患者表现为肾病综合征，可伴镜下血尿。此外，高血压也是其突出的临床表现。多数患者早期肾功能多正常或仅有轻度血肌酐升高，随着疾病进展，肾功能出现进行性减退，有的患者在短短三年内即进展为终末期肾衰。

诊断方法

　　肾活检病理学检查发现肾小球Ⅲ型胶原纤维沉积是诊断本病的唯一手段。

治疗措施

　　目前尚无特异性治疗方法，主要以消除水肿、控制血压等对症治疗为主。多数患者肾功能呈缓慢减退，最终在数年内进展为终末期肾病。

　　胶原Ⅲ肾病是一种罕见的遗传性肾病，其临床经过迁延、病情进展缓慢，目前尚无有效治疗方法，最终可进展至肾功能衰竭。因此，肾病综合征患者，以及不明原因的蛋白尿、高血压、进行性肾功能减退的患者，应早期行肾穿刺病理学检查，以便明确诊断、积极治疗，以期改善症状、延缓病情进展。

姜　蕾

了解法布里病（Fabry病）

法布里病（Fabry病）是一种罕见的溶酶体贮积病，发病与体内的 α-糖苷酶A活性丧失及其代谢产物gL3大量贮积有关。多于儿童期起病，逐步加重，引起皮肤、神经、心脏、肾脏等多器官、组织的病变，患者常在中青年时因肾功能衰竭或心脑血管并发症而死亡。

临床表现

常为多器官、多系统受累，同时或依次出现皮肤、眼、神经、胃肠道、心脏、肾脏等症状，男性患者的症状多重于女性。根据临床表现，法布里病分为经典型（男性居多）和迟发型（女性居多）两种。

肾脏受累

肾脏受累的患者常在30岁左右出现症状，主要表现为轻中度蛋白尿（0.5～2克/24小时），随着疾病进展，会出现高血压和终末期肾功能衰竭。肾活检病理的电镜表现很特异，患者的肾脏足突细胞内出现大量层状小体，称为"斑马小体"，这对诊断法布里病患者是否有肾脏受累十分关键。

诊断与治疗

法布里病的诊断依据临床表现、家族史、实验室检查等，确诊需要检测 α-gAL 酶活性及进行基因检测。治疗方法包括特异性补充 α-糖苷酶A的酶替代治疗，以及针对不同临床症状的对症处理。

夏 佳

走进吹起多囊泡的肾

多囊肾（PKD）是最常见的遗传性肾脏病之一，人群发病率为1/1 000 ～ 1/500。可累及全身多个系统，临床表现主要包括肾囊肿、疼痛、出血、高血压、肾功能损害、肝囊肿、动脉瘤等，还可引起心脏瓣膜病变，后期可引发肾功能不全、尿毒症等。

多囊性肾病患者多在成年期发病，肾脏逐渐出现多个囊肿，这些囊肿可能随着时间的推移逐渐增大、增多。

由于多囊肾病为常染色体显性遗传病，患者后代的发病率≥50%，故对有家族史的多囊性肾病患者，目前影像学检查结果为阴性可能是因为还没有发病。缺乏家族史或有家族史但影像学检查无法确诊的PKD患者，需要通过检测*PKD1*及*PKD2*基因是否突变，以明确诊断。

多囊肾患者有哪些症状

首先是疼痛。背部或肋腹部疼痛是最常见的症状，随年龄增长、囊肿增大，症状会逐渐明显。

其次是出血。90%以上的患者有囊内出血或肉眼血尿，多为自发性，也可发生于剧烈运动或创伤后。血尿有自限性，2 ～ 7天可自行消失。若出血持续1周以上或患者年龄大于50岁，需排除癌变可能。

女性多囊肾患者能生育吗

肾功能受损的女性（肌酐水平＞133微摩/升）受孕和出现妊娠并发症的风险增加，但目前为止尚无证据支持多囊肾会影响肾功能正常女性患者的生育能力。胚胎植入前基因诊断技术能避免将多囊肾基因遗传给下一代。

如何延缓病情发展速度

高血压管理、蛋白尿管理和并发症管理是延缓病情进展的三个关键点。ADPKD常见并发症有血尿、囊肿出血、囊肿感染、肾结石、囊肿破裂、疼痛等，一旦发现尿液颜色变红或尿液化验提示红细胞明显增多，或出现发热、腰背部疼痛等不适，患者应当尽快就医、及时处理。

伍佳佳

妊娠期间肾脏会发生哪些变化

在正常妊娠过程中，由于激素水平改变和其他各种身体反应，女性的身体经历了诸多变化。其中，肾脏发生的一系列改变对母体和胎儿的健康有着重要影响。

改变一：肾脏体积变大

有研究显示，在妊娠过程中，肾脏直径可能增加1厘米左右。妊娠6周时，肾脏直径即有所增加；24～26周，肾脏直径每周增加0.5厘米左右；26周以后，每周可能增加0.3毫米。原因可能是血液循环中一些物质的改变，导致微血管扩张及肾脏集合系统膨胀。

改变二：肾盂积水

怀孕时，由于子宫体积增大，对输尿管造成一定程度的压迫，使尿液从肾脏排出受影响，可能出现轻度肾盂积水。

改变三：肾小球滤过率增加

妊娠期间，女性全身血管阻力显著下降，收缩压和舒张压降低；血容量增加，血液在一定程度上被稀释，血清肌酐降低，肾小球滤过率增加。因此，孕妇的血清肌酐可能低于非孕妇的基线水平。

改变四：蛋白尿

妊娠20周以后，部分没有慢性肾病的女性可能出现尿蛋白轻度升高。其可能原因包括肾脏滤过增加及肾小管重吸收能力下降等。遇到这种情况，妊娠女性应及时去医院肾内科就诊，在产科和肾内科医生协作下，密切监测母体和胎儿健康，尤其需注意24小时尿蛋白、尿常规、肾功能等指标，以顺利度过怀孕过程。产后也应该继续随访，观察蛋白尿变化，以明确是否存在肾脏疾病。

妊娠是个涉及诸多生理变化的过程，可能面临许多健康问题。肾脏在此过程的变化可能包括体积变大、肾盂积水、滤过增加、出现蛋白尿等情况。妊娠女性在定期产检过程中若发现异常，不必过于惊慌，应去肾内科就诊，在肾内科医生的帮助下，顺利度过孕期。

韦月韩

有慢性肾脏病的准妈妈们需要注意什么

随着医学的发展，越来越多的女性慢性肾脏病患者在肾内科与妇产科医生的指导下成为母亲。对有慢性肾脏病的孕妇们，需要额外注意些什么呢？

规律随访、检查

尽可能按照规定时间进行产检与肾内科随访，完成各项检查，包括但不限于尿常规、24小时尿蛋白定量、尿白蛋白肌酐比等尿液检查，以及血常规、肝肾功能、电解质、血糖、血脂等血液检查。如果准妈妈们既往有风湿病病史，如系统性红斑狼疮等，血液补体、红细胞沉降率、抗ds-DNA及各类抗体组合的检查也不容忽视。检查指标虽然多而繁琐，但都是产科与肾内科医生为孕期保驾护航的指路灯。

定期测量血压

蛋白尿及高血压是早产的危险因素，而高血压带来的高灌注会给孕期本就高强度工作的肾脏带来更多负担，从而进一步影响尿蛋白水平。在孕期，若因蛋白尿丢失白蛋白，则可能造成胎儿生长受限。因此，血压的定期监测与记录对慢性肾脏病孕妇尤为重要，最好平稳控制在135/85毫米汞柱以下。此外，还要留意有无眼睑及双下肢水肿，并在就诊时及时告知医生。

了解用药禁忌，遵医嘱服药

孕期高血压患者严禁使用ACEI/ARB类降压药，也就是大家熟知的以"普利""沙坦"类药物。孕期高凝患者应避免使用华法林。因为这些药物有致畸作用，备孕或发现妊娠时应及时就医，更换替代药物。

产后尽快明确病因

只有完善肾穿刺活检，拿到病理学诊断报告，才能对肾病"知根知底"，以指导后续用药。然而，由于孕妇的特殊性（如孕晚期无法保持穿刺所需的俯卧位），妊娠期间能否进行肾穿刺仍有较多争议。因此，患者在分娩后仍需坚持在肾内科随访，必要时尽快完善肾穿刺检查。

患有慢性肾病的孕妇务必配合产科与肾内科医生，规律就诊、完善检查，在分娩后也别忘记到肾内科随访。愿各位准妈妈都能顺利生下健康的小宝宝！

应奕雯

十月怀胎鬼门关之"肾关"

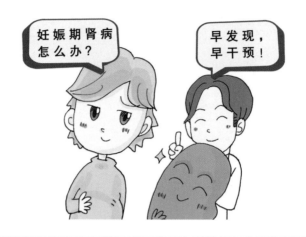

"怀胎十月苦中甜",妊娠不仅会引起孕产妇身体结构的改变,随着妊娠年龄的增加,特殊情况下的肾脏疾病也越来越多。

妊娠期急性肾损伤

急性肾损伤是妊娠期的严重并发症之一。感染、严重妊娠反应引起严重呕吐导致血容量不足、子宫出血导致低血压、妊娠高血压综合征、血栓形成等多种原因均可导致妊娠期急性肾损伤。主要表现为明显尿量减少或少尿、肾功能受损,可伴有高血压、蛋白尿等症状,需进行病因治疗及对症治疗。

妊娠期肾病综合征

部分女性在妊娠期间出现肾病综合征,表现为大量蛋白尿(24小时尿蛋白 > 3.5 克)、低蛋白血症(血白蛋白 ≤ 30 克/升),可伴有水肿、血脂异常,部分孕妇还可出现感染、血栓形成等并发症,需根据妊娠时间、肾功能、蛋白尿等情况制订治疗方案。

妊娠期高血压

妊娠时收缩压超过140毫米汞柱和（或）舒张压超过90毫米汞柱称为"妊娠期高血压"。血压轻度升高者，如症状稳定，肝肾功能、凝血功能正常，胎儿情况良好，可考虑保守治疗；如果出现血压明显升高、蛋白尿明显增加、肺水肿、尿量减少、胎儿宫内发育迟缓等严重情况时，应及时终止妊娠。

肾脏病患者的妊娠问题

原先患有肾脏病的女性在考虑妊娠时须十分慎重。由于妊娠状态下原有肾脏疾病可能加重，并可能导致胎儿不良结局，故患者应在专科医生指导下科学治疗肾脏病，评估病情是否适合妊娠。在妊娠期间需要密切监测血压、肾功能、尿蛋白、胎儿状况等，若病情出现严重变化，必要时应及时终止妊娠。

妊娠期"肾关"早发现

尿常规的定期检测在妊娠期间很重要，一是该检查简便易行，二是可以直接反应孕妇的身体状况。当发现尿蛋白阳性时，患者务必在医生指导下评估是否需要做进一步的检查与处理，同时注意有无高血压、水肿等情况。如出现妊娠相关肾脏疾病，孕后还需要随访一段时间，监测血压、尿检和肾功能。

朱敏妍

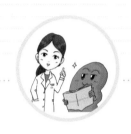

第四章

肾脏病与药物

"是药三分毒"，小心你的肾

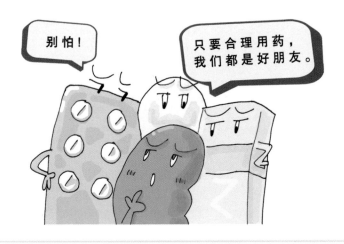

俗话说，是药三分毒。临床上，因药物使用不当引起的急、慢性肾功能不全病例日益增多，提高对药物肾毒性的认识、预防药物性肾损害的发生，十分重要。

药物为什么容易引起肾损伤

肾脏是药物最重要的代谢和排泄器官之一，同时也是药物最常毒害的器官之一。

可引起肾损伤的药物

1. 抗生素

青霉素或头孢菌素：可导致过敏性间质性肾炎。第一代头孢菌素有一定的肾毒性，可升高尿素氮和肌酐；第二代肾毒性作用较轻；第三代基本无肾毒性。

氨基糖苷类药物：主要损害肾脏近曲小管上皮细胞。表现为蛋白尿、管型尿、血尿，甚至肾功能减退。

磺胺类药物：在尿中溶解度较低，易在泌尿系统中析出结晶，引起血尿、疼痛、急性肾损伤等。服用此类药物应同时服用氢氧化钠，以碱化尿液，增加其溶解度，同时应多饮水，以降低尿中药物浓度。

其他抗生素：喹诺酮类药物（环丙沙星等）、红霉素、林可霉素、万古霉素和抗病毒药物（如阿昔洛韦、拉米夫定等）等。

2. 解热镇痛药

包括吲哚美辛、布洛芬等止痛剂，安乃近等退热药。

3. 造影剂

增强CT检查、心血管造影等检查所需要用到的造影剂。

4. 降压药

利尿剂（呋塞米、氢氯噻嗪等）、血管紧张素转化酶抑制剂（如卡托普利、依那普利等）和血管紧张素受体拮抗剂（如缬沙坦、氯沙坦和厄贝沙坦等）等。

5. 中药

服用含有马兜铃酸的中药可引起马兜铃酸肾病，如关木通、广防己、青木香、马兜铃、天仙藤、寻骨风、朱砂莲等。

中药的肾毒性往往与剂量、疗程有关，包括超大剂量的泽泻，大剂量的防己、牵牛子、千里光、砒石、铅丹、雄黄、辰砂等。

6. 其他药物

免疫抑制剂（环磷酰胺、环孢素、他克莫司等）、抗肿瘤药物（顺铂、卡铂、长春新碱和丝裂霉素等）、金属制剂（汞、铜、铋和铁剂等）和抗结核药物（利福平等）。

徐 垚 陈 倩

影响肌酐却可以保护肾脏的药物

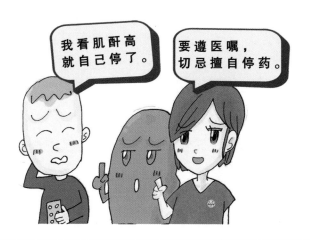

　　肾内科医生开给患者的药物中，虽然有些可能会影响肌酐水平，但是却可以保护肾功能。

"影响肌酐却可以护肾"的药物有哪些

　　1. RAS阻断剂

　　药名包含"沙坦"或"普利"的，属于RAS阻断剂，如缬沙坦、氯沙坦、替米沙坦、厄贝沙坦、阿利沙坦、坎地沙坦、贝那普利、雷米普利、依那普利等。

　　2. SGLT2抑制剂

　　药名包含"格列净"的，属于SGLT2抑制剂，如达格列净、恩格列净、卡格列净等。

　　肾功能正常时，足量健康的肾小球可以交替工作、交替承压，有条不紊地完成工作。但在肾损伤时，部分肾小球受损，失去了工作能力，而肾小球又是不可再生的，这就迫使其余健存的肾小球加倍努力工作，这叫"适应性代偿"。

初期，适应性代偿似乎是有益的。但从长远看，健存的肾小球因为过度劳累，最终无力支撑，形成瘢痕（肾小球硬化）。长此以往，可形成恶性循环。

RAS阻断剂和SGLT2抑制剂的作用，可为肾脏减负，让健存肾小球适度工作，但难免会造成部分肌酐排泄不及时，血肌酐水平上升。但这基本没什么影响。肌酐是小分子物质，分子量小，毒性也很小。它只是一个指标，不是病因，也不是导致肾病和肾衰竭的加重因素。

服用RAS阻断剂和SGLT2抑制剂后，血肌酐较基线上涨30%以内是可以接受的，不需要停药。随着血流动力学稳定，大部分患者的血肌酐水平会逐渐回落。不回落也没关系，保持稳定即可。

需要注意的是，在服用这些药物过程中，患者需关注血钾、肾功能、血压的情况。当出现血压过低（如低于90/60毫米汞柱）、血肌酐升高超过30%（较常见于肾动脉狭窄、血容量不足、低血压的患者），以及高血钾时，患者应立即去医院就诊，有医生决定是否需要减量或停药，切忌擅自停药。

杨小茜

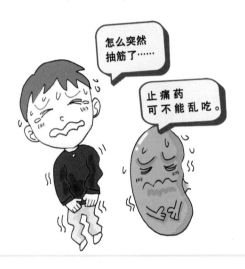

解热镇痛药物，为何能止痛却伤肾

这是一个真实病例——服用止痛药继发急性肾损伤。42岁男性，因头痛自行服用止痛药（对乙酰氨基酚每天3.2克），后逐渐出现嗜睡、全身无力、站立和行走困难。后因出现流感样症状，将解热镇痛药的剂量增加至每日4.8克。随后出现精神症状及严重呼吸困难。化验提示严重低钾、代谢性酸中毒、血清肌酐升高、高氯血症。

关于解热镇痛药物

常见的止痛药（非甾体消炎药、解热镇痛药物）若过量服用，可引起肾小管酸中毒、低钾血症等不良反应。严重低钾血症是危及生命的一种病理过程，表现为全身肌肉无力、神志淡漠、嗜睡等，甚至出现呼吸困难。

大家在服用解热镇痛药时，请仔细阅读药品说明书，尤其注意每日最大服用剂量及最多可连续服用的天数。一般情况下，用于止痛不超过5天，用于解热不超过3天。症状不缓解者应及时至正规医院就医，而不能盲目加大用药量。

例：某解热镇痛药说明书

【不良反应】

1. 少数患者可出现恶心、呕吐、胃烧灼感、消化不良、胃肠道溃疡及出血、转氨酶升高、头痛、头晕、耳鸣、视力模糊、精神紧张、嗜睡、下肢水肿或体重骤增。

2. 罕见皮疹、过敏性肾炎、膀胱炎、肾病综合征、肾乳头坏死或肾功能衰竭、支气管痉挛。

【禁忌】

1. 对其他非甾体抗炎药过敏者禁用。

2. 孕妇及哺乳期妇女禁用。

3. 对阿司匹林过敏的哮喘患者禁用。

【注意事项】

1. 如出现胃肠道出血或溃疡、胸痛、气短、无力、言语含糊等情况，应停药并咨询医师。

2. 第一次使用本品如出现皮疹或过敏症状，应停药并咨询医师。

3. 本品为对症治疗药，不宜长期或大量使用，用于止痛不得超过5天，用于解热不得超过3天，如症状不缓解，请咨询医师或药师。

4. 必须整粒吞服，不得打开或溶解后服用。

韦月韩

没有高血压，为什么要吃降压药

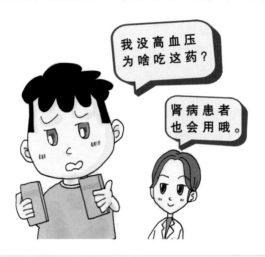

　　不少肾友在就诊过程中，会得到一张含有"XX沙坦""XX普利"的处方单。部分肾友不禁怀疑：我没有高血压，为什么要给我吃这药呢？

什么是ACEI/ARB

　　"XX普利"与"XX沙坦"，分别对应ACEI类药物（血管紧张素转化酶抑制剂）与ARB类药物（血管紧张素Ⅱ受体拮抗剂）。这两种药物虽然名字有所差别，但其本质上是针对人体内同一条通路的不同成分进行了药物的设计。这条通路便是在高血压中发挥重要作用的RAAS（肾素-血管紧张素-醛固酮系统）。

既是降压药，也是"降蛋白"药

　　ACEI/ARB类药物通过阻断血管紧张素Ⅱ，具有扩张血管的作用，包括肾小球的入球与出球小动脉。这两条小动脉的扩张与收缩，动态调控着需要滤过肾小球的血液量，可以反映肾小球内部的压力。

　　ACEI/ARB类药物扩张肾出球小动脉的程度高于扩张肾入球小动

脉的程度，这就好比水龙头没怎么拧大，下水道却把水更多地吸走了。也就是说，这会导致流经肾小球的血液"入少出多"，肾小球内压有所降低，肾脏的滤过压力变小，最后滤出的尿蛋白也就自然而然地减少了。

除此之外，ACEI/ARB类药物还能抑制系膜细胞增殖，延缓肾小球硬化，帮助维持肾脏调节水钠平衡的功能……"悄悄地"发挥着保护肾脏的作用。

部分情况须慎用

刚开始使用ACEI/ARB类药物时，应严密监测肾功能变化，若血清肌酐上升超过30%，应就医评估。严重肾衰竭患者慎用，双侧肾动脉狭窄患者禁用。孕期禁用，因其有潜在致畸风险。

ACEI和ARB类的药物有降压和减少蛋白尿、保护肾脏的功能，慢性肾病患者出现高血压、蛋白尿时，可服用此类药物。但也要记得，用药后需规律随访，监测肌酐等指标。

应奕雯　周　航

如何正确服用痛风相关药物

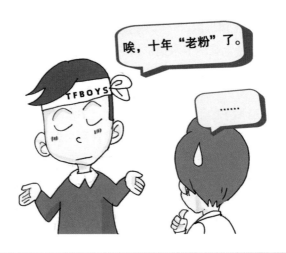

随着生活水平的提高、饮食习惯的改变，一些代谢相关疾病的发病率逐年上升并呈年轻化趋势，痛风就是其中之一。不少二十多岁的朋友，年纪轻轻就自称"TF（痛风）boys"。那么，慢性痛风患者该如何正确服用痛风相关药物呢？今天，咱们来聊一聊常见的几种痛风药物。

非甾体抗炎药

常见药物包括布洛芬或双氯芬酸等，通常在痛风发作期服用，主要目的是消炎止痛、缓解不适感，在关节红肿、疼痛缓解后可停用。需要注意的是，此类药物可能加重消化道溃疡，故有消化道溃疡的朋友应谨慎服用。

秋水仙碱

秋水仙碱同样具有抗炎作用，一般在痛风急性发作期使用。秋水仙碱的副作用较常见，尤其是恶心、呕吐、腹泻等胃肠道反应。通常在痛风急性发作2～3天内服用（具体剂量须遵医嘱），症状缓解或出现明显呕吐、腹泻等副作用时，应停药。

别嘌醇和非布司他

痛风的直接原因是血清尿酸过高，尿酸盐析出并沉积在关节中，导致关节出现红、肿、热、痛。别嘌醇和非布司他是降尿酸药物，通过抑制尿酸生成、降低血清尿酸浓度，以达到减少痛风发作的目的。

苯溴马隆

苯溴马隆通过促进尿酸从尿中排泄，降低血清尿酸浓度。需要注意的是，肾结石患者不可盲目服用苯溴马隆，因为尿酸大量排泄可能加重尿酸结晶和尿酸性肾结石。

总体原则

在痛风发作期，可服用非甾体抗炎药止痛；在非发作期，需要服用药物控制血清尿酸水平。应注意不同药物的副作用，及时用药与停药。还要定期复查血尿酸水平，在医生指导下及时调整药物种类和剂量。

韦月韩

小小感冒药，乱吃后果很严重

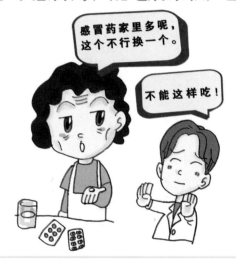

A：阿嚏！哎呀，感冒了真难受。

B：感冒了？怎么样，吃药了吗？

A：吃了，已经吃了感冒药，但效果不是很明显，还是很难受！

B：哎呀，你试试我常吃的这个感冒药，我上次感冒吃的这个，很快就好了！

这样的对话，生活中很常见。但是切记，同时吃2种甚至多种感冒药的行为可能是非常危险的，严重的话，可能导致肝肾功能受损。

还有一个真实案例。大爷为了让感冒快点好，吃了双倍剂量的感冒药，连续吃了1周后，大爷开始胡言乱语。送到医院一查，肌酐已经升到325微摩/升，医生判断是服用感冒药过量引起的急性肾功能衰竭。为什么小小的感冒药，会吃出急性肾衰竭呢？

对乙酰氨基酚过量很危险

对乙酰氨基酚，又称扑热息痛，是目前临床最常用的解热镇痛药。由于其可缓解疼痛、退热，是感冒药最常见的成分，约八成的感冒药都含有对乙酰氨基酚。重要的是，这些感冒药大多都属于非处方药，不需要医生处方就可以轻易买到。同时服用多种感冒药，可能导致对乙酰氨基酚在体内过量蓄积，甚至造成严重的急性肾损伤。

大家在服用感冒药的时候，要注意以下原则。

1. 注意剂量和服用时间

普通成人一次摄入对乙酰氨基酚不能超过500毫克，两次服药间隔时间不少于6小时，每天总量不超过2克，疗程不超过3天。若症状未缓解，应咨询医生。

2. 注意药物所含成分

不要同时服用2种均含"对乙酰氨基酚"的感冒药。

3. 特殊人群要谨慎

肾病、肝病患者，以及老年人群，肝肾清除药物的能力减弱，最好在医生的指导下服用这类药物。

4. 联合用药需谨慎

如果正在服用环孢素A、他克莫司、利尿剂，以及"普利""沙坦"类药物，若再服用含对乙酰氨基酚的药物，会增加肾损伤的发生风险，应在医生指导下用药。

杨小茜

激素一减量，病情就复发怎么办

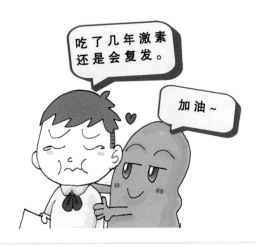

门诊碰到一个在儿童时期就被诊断为"肾病综合征"的患者，18年来无间断服用小剂量激素。只要激素减到3粒左右，蛋白尿就会复发。患者曾尝试过服用免疫抑制剂，但效果不理想。

这种现象在临床上被称为"激素依赖型肾病综合征"，是指激素治疗有效，但将激素减量或停用后，即会复发。出现这种现象后，治疗就容易变得艰难而反复，很多患者会因需要长期使用激素而面临困境。

为什么部分肾病综合征患者会出现激素治疗有效但出现依赖的问题呢？应该怎么处理呢？

激素为什么有效

肾病综合征是和免疫相关的一种疾病。通俗来讲，就是自身免疫系统产生了攻击肾脏的物质。激素能抑制免疫系统，阻止其对肾脏的损害。

为什么会激素依赖

相关机制研究还不是特别明确，可能与很多因素有关，如患者免疫功能异常、患有容易复发的病理类型、合并感染、激素减药方案过快等。

如何处理这种情况

可以考虑联合应用免疫抑制剂，如环孢素A、环磷酰胺等，新型免疫抑制剂霉酚酸酯、利妥昔单抗，也有一定疗效。

免疫抑制剂治疗效果不佳、仍需要长期服用激素的肾病综合征患者，联合应用中医药治疗在减轻激素的副作用及防止病情反复等方面，已取得一定疗效。

激素依赖患者长期使用激素，常伴阴虚火旺证，需要养阴清虚热、凉血活血，可使用生地、知母、麦冬、丹皮等中药。大量使用激素的患者在早期易阳盛耗阴、热毒蕴结，需要清热解毒，可使用蒲公英、金银花、半枝莲、白花蛇舌草等中药；后期易出现阴阳俱虚，需要配伍补气健脾、温补肾阳的中药，如黄芪、党参、茯苓、附子、肉桂、金樱子等。患者可考虑在专业医师指导下接受中西医结合治疗。

伍佳佳

减肥谨防伤肾

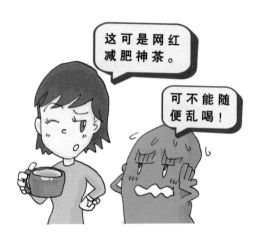

近年来，越来越多的人开始减肥瘦身，而运动健身或服用减肥茶（药），都有可能造成不良后果，尤其是继发肾损害。那么，在减肥过程应该注意些什么呢？

运动减肥就百分之百安全吗

首先，相较于服用减肥茶（药），运动减肥是相对安全的方式。但值得注意的是，若平时缺乏锻炼，切不可为了突击快速瘦身而过度增加运动强度，因为运动过量可能导致横纹肌溶解，出现肌肉酸痛、乏力、酱油色尿，严重时可导致急性肾功能衰竭。加大运动量需循序渐进，运动前应调整好身体状态，并事先进行适应性训练。在高温、潮湿的环境下进行长时间、高强度运动时，注意避免因体内失水过多而造成急性肾损伤。

口服减肥产品要小心

目前，减肥产品多打着"保健品"旗号，宣传"无毒无害""纯天然"等。殊不知，其中往往会添加一些对健康有害的药品或化学品，如西布曲明、酚酞、食欲抑制剂、消化酶抑制剂、利尿剂、泻药等，长期大量服用会导致肾脏损伤等健康问题。

中药减肥亦需谨慎

部分来源不明的中药"秘方"可能含有马兜铃酸，而马兜铃酸已被证实会导致肾损害，滥用可能导致肾炎和急、慢性肾功能衰竭。

因此，为了您的健康，请各位朋友不要服用市面上各种减肥产品。如必须减肥，应至正规医院咨询相关专业医生意见，以免因盲目减肥而损害身体健康。

总之，正常体重的朋友不要为了追求过分苗条而服用减肥药，以免损害肾脏健康，得不偿失。肥胖患者减肥不易，更应该咨询专业医生，以健康有效的方式减轻体重。

韦月韩

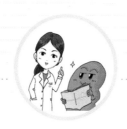

肾移植

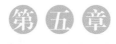

肾病终末期，我可以进行肾移植吗

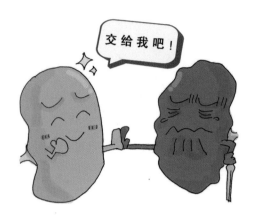

　　自从1954年美国默里（Murry）医师成功进行了世界第一例肾移植以来，截至目前，全球已有百余万终末期肾病（ESRD）患者因接受肾移植手术而获得第二次生命。肾移植已成为ESRD的最佳治疗方法。

什么样的人可以接受肾移植

　　原则上，任何原因导致的不可逆终末期肾病均是肾移植的适应证。但由于原发病性质、患者健康状况、机体免疫状态及影响移植肾功能的危险因素等因素，并不是所有ESRD患者均适宜接受肾移植手术。因此，在登记进行肾移植之前，医生往往会对患者做一个全面、完整的评估，包括全身情况、原发病因、免疫状态、组织配型、基因检测及其余并发症等，从而判断是否可以进行肾移植手术，并评估预期获益或复发可能。

供移植的肾脏一般如何获得

　　肾移植分为尸体供肾肾移植和活体供肾肾移植两种。

由于尸体供肾短缺，患者需要更长的等待期。活体供肾以亲属捐献为主，有证据显示，接受活体供肾肾移植患者的移植肾长期存活率明显优于尸体供肾肾移植者。

什么样的人不宜接受肾移植

对肾移植后有复发倾向的原发性肾病患者，多数学者主张应延缓移植。可以在病情稳定的非活动期行肾移植术的情况包括局灶性节段性肾小球硬化、膜性肾病、膜增生性肾小球肾炎（Ⅰ、Ⅱ型）、IgA肾病、抗肾小球基底膜性肾炎、过敏性紫癜性肾小球肾炎。

绝对禁忌证

存在以下情况的患者不适合接受肾移植手术：处于肝炎病毒复制期；近期发生过心肌梗死；存在活动性消化性溃疡；体内有活动性或慢性感染病灶（如艾滋病、结核）；罹患未经治疗的恶性肿瘤；存在各种进展期代谢性疾病（如高草酸尿症等）；伴发其他重要脏器终末期疾病（如心、肺、肝功能衰竭等）；存在尚未控制的精神病；一般情况差，不能耐受肾移植手术。

陈 倩

肾移植手术前，要做哪些准备

病友们在登记进行肾移植前，经常被医生要求做各项系统检查。为什么要进行这些检查？需要满足什么条件才能接受肾移植手术呢？

必要时进行透析治疗

终末期肾病（ESRD）患者若无明显水肿、代谢异常和高钾血症等并发症，可直接接受肾移植。若存在上述并发症，则应进行充分透析治疗，改善机体内环境，排除心、肺、肝等重要器官合并症，以保证患者能耐受肾移植手术。

纠正贫血情况

ESRD患者若存在贫血，应尽可能避免输血，以防肾移植后出现排异反应。轻度贫血者可通过使用促红细胞生成素、补充铁剂、叶酸及维生素B_{12}等进行纠正。

改善全身情况，控制高血压，改善心功能

合并高血压和可控制的心脏病者，应控制好血压，改善心功能，稳定心态，改善全身状况，保证无活动性消化道溃疡。糖尿病患者要控制好血糖，以稳定和良好的状态进行手术。

治疗其他影响肾移植的并发症

对于其他可能导致肾移植并发症的情况，应在术前进行预防性处理，包括解除尿路梗阻（如后尿道瓣膜切除、尿道狭窄内切开），神经源性膀胱进行尿流改道、膀胱造瘘等。

评估自体肾脏是否需要切除

部分患者在接受肾移植手术的同时，需要切除自身肾脏，从而防止其他并发症发生。比如：多囊肾体积巨大或伴明显腹痛、反复感染、出血或严重高血压；难以控制的慢性肾实质感染；肾性高血压，经透析及降压治疗等难以控制；肾脏结构异常，合并感染的梗阻性肾病，如膀胱输尿管反流、多发性或铸型结石合并感染等；怀疑有肿瘤

恶性病变；大量血尿、严重蛋白尿；等等。

改变生活方式

准备接受肾移植的患者更应注重自身生活方式的改变，以积极的生活态度和健康的生活理念面对移植后的健康管理。患者应戒烟、戒酒，过度肥胖者应减肥，合并焦虑、抑郁或心态不稳定者应进行心理咨询和必要的治疗。

陈　倩

为什么移植后，我的肌酐又慢慢上去了

一名58岁的男性患者，肾移植术后3年，发现血肌酐在3个月内慢慢上升到212微摩/升，伴轻度下肢水肿，尿蛋白（＋），4～6个白细胞/高倍视野。

为什么

肾移植后血肌酐升高的原因很多，常见的有：感染，如BK病毒、JC病毒、CMV病毒感染等；并发症，如糖尿病、高血压等；排斥反应，包括超急性排斥反应、发生于移植术后2～5天内的急性加速性排斥反应、发生于术后早期的急性排斥反应、发生于术后3个月并持续6个月以上的慢性排斥反应；免疫抑制剂中毒；移植肾病复发；移植肾缺血再灌注损伤；术后移植肾功能延迟恢复（主要表现为移植术后少尿或无尿）；等等。

怎么办

进行肾穿刺活检。肾移植后血肌酐升高的原因，只有通过移植肾穿刺活检才能明确，治疗方案也要进行相应调整。

还有什么需要注意

肾移植患者即使在移植后进入稳定期，仍需要在专业医生处定期随访。除肾功能、尿常规等常规检查项目外，免疫抑制剂浓度、病毒感染、并发症相关指标等也要按需检查。必要时，还需定期进行移植肾穿刺活检。

日常生活中应注意避免感染，避免与患有传染病的人密切接触，发生感染后应尽早就诊和治疗。保持良好的卫生习惯，定期洗手，不食用过期或变质食物。管理好其他慢性病，避免服用肾毒性药物。

朱敏妍　杨小茜　陈倩

肾移植术后，如何进行自我监测

正确监测生命体征

1. 体温

一般不超过37.5℃，术后3个月内最好每日记录3次体温（早晨起床时、午觉后、晚上睡觉前）。量体温前半小时勿进食、进水，采用同一检测方式（口温或腋温）。

2. 血压

根据血压情况，每日监测3次（早晨起床时、午觉后、晚上睡觉前）。测量血压前应安静休息15分钟。

3. 尿量

尿量是反映肾脏工作的直观指标，患者应记录日尿量、夜尿量和24小时总尿量，以协助医生判断移植肾功能。如果在饮水没有明显减少的情况下，尿量突然减少，同时体重增加，应及时向医生反映。

4. 体重

每天记录1次，最好是家庭采用同一计重器，在同样着装的情况下，于起床排空大小便后称重。监测体重可以简单、快速地反映每日液体的出入平衡，间接反映移植肾功能情况。此外，体重增加会导致药物用量增加，增加发生药物副作用的风险。

密切关注排斥反应

如果出现下列情况，患者应尽快复查血肌酐和尿素氮，并尽快与医生联系：体温升高至37.5℃以上；尿量明显减少或无尿，体重每天增加1千克以上或一周内增加2千克以上；移植肾肿胀、疼痛、压痛，或伸直下肢后移植肾处出现过去没有的牵拉感；血压较以往突然升高30毫米汞柱以上，或舒张压 > 100毫米汞柱；不明原因的乏力、腹胀、头疼、食欲减退、心动过速、情绪不稳定、烦躁等；血肌酐、尿素氮明显升高；尿常规出现蛋白尿、血尿；移植肾B超提示肾脏增大、血流减少、阻力指数升高。

严格控制预防感染

术中及术后强力免疫抑制剂的使用会造成机体抵抗力下降，术后3～4个月是移植受者抵抗力最差的阶段，各种细菌、真菌、病毒都会乘虚而入，造成各种感染。一些常见的病原微生物（如肺孢子菌、巨细胞病毒等）均可导致严重后果，甚至危及患者生命。其中，肺孢子菌导致的肺部感染最为严重，日常生活中应减少感染的发生。

陈　倩　夏　佳

免疫抑制剂，到底该怎么吃

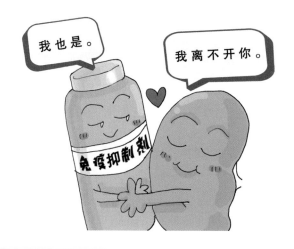

免疫抑制剂是肾移植术后患者必不可少的药物。这类药物有哪些？分别发挥什么作用？有什么注意事项？今天，我们一起说个明白。

什么是免疫抑制

免疫抑制指采用物理、化学或生物的方法或手段，降低机体对抗原物质的反应性，是预防和治疗术后排斥反应的主要措施，也是移植肾长期存活的关键。

什么是免疫抑制治疗

肾移植的免疫抑制治疗分为诱导治疗、维持治疗和挽救治疗。简单来说，术后短时间内需要应用较大剂量的免疫抑制剂联合或不联合单克隆或多克隆抗体来有效预防急性排斥反应的发生。随后逐渐减量，最终达到一定的维持剂量以预防急性和慢性排斥反应的发生，即维持治疗。

治疗药物有哪些

常用免疫抑制剂包括：① 皮质类固醇，常用药物包括泼尼松、甲泼尼龙、地塞米松等；② 烷化剂，如环磷酰胺、苯丁酸氮芥、左旋溶血瘤素等，目前临床应用较少；③ 抗代谢药，如硫唑嘌呤、霉酚酸酯类（赛可平、米芙或骁悉）、咪唑立宾等；④ 生物制剂，常用的有抗淋巴细胞球蛋白（ALG）、抗胸腺细胞球蛋白（ATG）、单克隆抗体（OKT3、IL-2R单抗等）；⑤ 真菌产物，如环孢霉素、他克莫司、西罗莫司等；⑥ 中药制剂，如雷公藤多苷等。

注意事项

免疫抑制剂的使用需要个体化、合理化，且提倡联合用药，不同药物合力，在发挥更好疗效的同时，能减少各自的副作用。免疫抑制剂服用的注意事项，患者应时刻牢记心中。

首先，一定要在规定时间服用免疫抑制药物，且应与其他药物分开服用，间隔至少15～30分钟。其次，空腹服药（可饮水），环孢素、他克莫司或雷帕霉素一般要求在饭前1个小时或饭后2小时以上服用。霉酚酸类（赛可平、米芙或骁悉）一般在餐后半小时以上服用。硫唑嘌呤、泼尼松与饮食关系不大，每日1次，早餐后顿服。最后，呕吐或腹泻会对免疫抑制剂的血药浓度造成明显影响，一旦发生此类情况，应勤查血药浓度，并在医生指导下根据血药浓度结果及时调整用药。

陈 倩

食好，肾好
——肾移植术后的营养

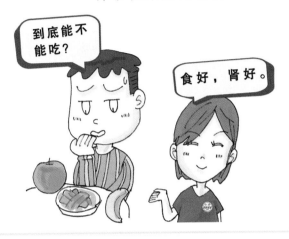

一名34岁的男性患者，2016年10月行肾移植术，术后血肌酐恢复正常。2018年2月，血肌酐进行性升高至297微摩/升，移植肾活检提示草酸钙结晶沉积。医生仔细询问后发现，患者每天摄入大量富含维生素C的水果及坚果，遂考虑其患有继发性草酸盐肾病致移植肾急性肾损伤。

由于肾移植患者移植后长期使用激素等免疫抑制药物会影响机体代谢，故大家千万不要像这位患者那样长期采用不均衡的饮食。那么，移植后的肾友们该怎么吃呢？

移植后1个月

肾移植术后前几天应遵医嘱禁食或摄入流质、半流质饮食。几天后，随着身体逐渐恢复，再加上免疫抑制剂和大量激素的使用，患者的食欲会很快改善，应及早采用优质蛋白质、高维生素和低盐饮食，多吃具有利尿作用的鱼类（如乌鱼、鲤鱼、鲫鱼）、冬瓜、薏苡仁等。因高纤维素膳食会影响钙的吸收，故应注意补钙，每天可饮用牛奶

220～450毫升。少吃甜食，注意监测血糖，预防糖尿病。

移植后2～6个月

移植后2～6个月，由于免疫抑制剂的持续应用，患者的免疫力相对较弱，故一定要注意饮食卫生，不生吃蔬菜，水果要洗净、削皮后吃，尽量不要吃冷拌菜，以期将感染风险降到最低。少食豆类及豆制品，以及蛋白质含量高的面制品，多吃动物蛋白质。慎食有助于提高免疫功能的食物，如木耳、香菇、红枣等，以免降低环孢霉素的疗效。

移植后6个月以上

移植后6个月的患者已经度过了较危险的时期，从某种意义上说，已经可以将自己视作"健康人"了。但为了自身健康着想，上述的饮食原则还是要适当遵守的。

移植术后患者的进食原则主要考量对免疫和肝肾功能的影响。在术后的不同阶段，饮食要求不同，同时需要预防并发症。

伍佳佳

肾移植术后常见并发症

肾移植后尿路感染

尿路感染（UTI）是肾移植术后最常见的并发症，发病率为10%～98%。其发生与抗排异药物的使用、上尿路功能障碍、尿路内异物、供肾位置等因素有关。一般情况下，移植术后1个月内发生尿路感染的风险最高，但随着预防性使用抗生素的普及，越来越多的尿路感染发生在肾移植6个月之后。患者可以通过保持个人卫生、预防性用药来避免。

肾移植后巨细胞病毒感染

巨细胞病毒感染多发生在肾移植术后3个月内。可导致如巨细胞病毒性肺炎、胃肠炎、肝炎、视网膜炎、脑炎等直接的器官损伤，亦可带来间接损伤，如诱发急性和慢性肾损伤及排斥、淋巴增生性疾病，以及诱发其他感染等。患者可以通过定期检查、及时进行抗病毒治疗、必要时由医生评估减量免疫抑制剂等方法进行防治。

肾移植后微小病毒B19感染

常表现为严重的造血功能障碍导致的急性贫血或长期慢性贫血，血常规检查提示红细胞、网织红细胞极低。若免疫功能恢复（应用丙种球蛋白后），可能出现一些典型的B19感染症状，如红疹、关节炎等。明确诊断通常需要检测病毒DNA。由于部分患者在治愈后会复发，故需定期监测、随访。

肾移植后新发糖尿病

移植后新发糖尿病好发于移植后3个月内。主要与激素、他克莫司等免疫抑制剂的应用有关，与患者的自身情况（如肥胖、饮食等）也有一定关系。大多数学者认为，患者应将糖化血红蛋白控制在7%以内。

值得一提的是，患者在服用降糖药时务必要关注两点：是否会与免疫抑制剂冲突、肾功能是否允许。

肾移植后低钠血症

肾移植患者术后，特别是利尿期，容易出现低钠血症等电解质紊乱。低钠血症的危害不小，患者轻则出现全身乏力、抽搐等症状，重则危及生命。主要类型包括高血糖引起的高渗性低钠血症、高丙种球蛋白血症引起的等渗性低钠血症，以及肾损伤、利尿剂、腹泻、心衰、甲减等引起的等渗性低钠血症。患者应进一步咨询医生，查明低钠血症的原因，并在医生指导下进行纠正。

张天熠　伍佳佳　周　航

肾移植术后随访重点

　　需长期、规律地服用免疫抑制剂和定期去医院门诊随访，是肾移植患者区别于其他外科疾病患者的两大特点。这两点对肾移植患者而言至关重要。

早期随访重点

　　大多数肾功能稳定的肾移植患者，住院2～3周后可出院休养。早期随访是指肾移植术后3个月内的随访。此阶段应着重关注：① 按时、按量服用抗排斥药及其他辅助药物，熟知药物的名称、剂量、治疗目的及不良反应，特别是钙神经蛋白抑制剂类药物（如环孢素、他克莫司）；② 每日观察尿量，监测体温、血压、脉搏等，并做好记录；③ 合理饮食；④ 预防感染。

中期随访重点

　　中期随访是指移植术后3～6个月的随访，该阶段随访的重点是及时发现和处理急性排斥反应及各种感染（尤其是肺部感染）。

　　在此阶段，医生会加强对免疫抑制剂血药浓度的监测，并根据监测结果及时调整药物剂量，制订个性化的用药方案，防止排斥反应和药物中毒。同时，医生会加强对免疫抑制剂不良反应的监测，重点关注高血压、高血糖、高尿酸血症和血脂异常等问题。

　　在这一阶段，免疫抑制剂的血药浓度处于密集调整期，患者的免疫功能仍处于较低水平，发生肺部感染的风险较大，故患者要加强肺部感染的预防和自我监测。

远期随访重点

　　远期随访是指肾移植半年以后的随访。此时，免疫抑制剂的剂量处于维持期水平，患者抵御感染的能力逐渐恢复，可以恢复正常生活和工作。

　　该阶段随访的重点为：① 注重心血管病、感染、恶性肿瘤等的监测和预防，了解患者是否存在高血压及代谢异常；② 患者应努力戒烟；③ 继续坚持定期去医院随访，严格执行服药医嘱，严禁自行减药或停药。

杨小茜

为什么医生推荐我做计划性移植肾穿刺活检

对于肾移植患者来说，术后移植肾能否健康发挥功能是他们密切关注的话题。在移植肾损害发生的早期，化验指标一般是正常的。为了更好地爱护移植肾，医生们会推荐患者做计划性移植肾穿刺活检。

肾穿刺活检——发现移植肾异常的利器

在肾移植后，患者面临肾功能恢复的考验，此时肾功能出现任何异常，如尿蛋白阳性、血尿等，患者都会很紧张，担心自己的新肾会不会出什么问题了。尽管血清肌酐等非创伤检查可以提供一些信息，但很难给出明确的肾脏损害的原因。肾穿刺活检是最直接的检查手段，可以明确移植肾在术后有没有出问题、出现了什么问题，既可以消除患者过度的紧张忧虑，也能够帮助医生及时制定正确的治疗方案。

计划性肾活检，早发现、好呵护

为什么要做计划性肾穿刺活检呢？计划性肾活检是指无论移植肾功能如何，在肾移植术后某一时间段内预定的几个时间点都要进行常规肾穿刺活检，一般为移植后1个月、3个月、6个月、1年等。计划性肾穿刺活检可以区分导致血清肌酐升高而临床表现相似的肾功能损害情况，如BK病毒感染、免疫抑制剂中毒、术后移植肾功能延迟恢复等，医生可针对不同情况采取不同的治疗方案。更为重要的是，计划性肾穿刺活检有助于发现亚临床型排斥反应，有助于医生及时调整治疗方案，早发现、早纠正，更好地呵护患者的移植肾。

肾穿刺活检可怕吗

很多移植肾友感到疑惑：好不容易换的肾，隔三岔五地"穿一针"，会不会导致移植肾损害？事实上，一个肾脏至少有几十万个肾单位，一次肾活检一般就取20～30个肾单位，损失并不大。肾穿刺活检是一个相对简单的操作，患者只要听从医嘱、配合操作，一般不会引起严重并发症，不需要过分担心。穿刺仅需约10分钟，没有很强的疼痛感。可以说，计划性肾穿刺可能使得移植肾存活时间延长，是很有价值的。

夏　佳

肾移植后可以生育吗

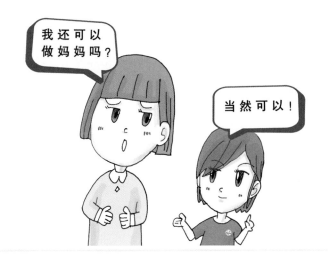

一位32岁女性，5年前做了肾移植手术，目前正在服用的免疫抑制药物包括糖皮质激素（泼尼松）、他克莫司、吗替麦考酚酯（MMF），服用的降压药为氨氯地平，肾功能良好，肌酐维持在90毫摩/升左右，血压平稳。她去年结婚，现计划怀孕，请问她应该如何选择？

A. 她的肾功能和血压都很平稳，没有怀孕的禁忌证，可以怀孕。

B. 不建议怀孕，因为这可能导致肾功能下降。

C. 调整免疫抑制剂，MMF可能导致胎儿畸形，需停用。

D. 调整免疫抑制剂，将MMF和他克莫司停用，仅保留糖皮质激素。

肾移植后可以怀孕吗

目前，相关文献已报道超过4 700例肾移植后成功妊娠的案例，在临床实践中，也有一定数量成功妊娠的肾移植患者。因此，有怀孕意向的肾移植患者，最重要的事情是咨询医生。目前认为，肾移植患者怀孕的必要条件包括以下几点：① 受孕前3个月用硫唑嘌呤代替麦考酚酯；② 至少在移植后1年再怀孕；③ 具有稳定的eGFR，血肌酐水平 < 132.6毫摩/升，且近期无排斥反应发生；④ 无明显蛋白尿；⑤ 血压控制良好，不使用ACE抑制剂或ARB（如卡托普利、缬沙坦等）。

计划妊娠的肾移植患者可前往产科、肾移植科或肾脏科进行咨询，在医生指导下制订方案，并定期随访，以期获得良好的健康指导和管理。

通常，肾移植术后一年以上、肾功能稳定且血压控制良好的患者，在调整用药并密切门诊随访的情况下，是可以尝试妊娠的。因此，本文开头的选择题答案为C。需要强调的是，由于MMF存在致畸风险，患者应在受孕前至少停药3个月。糖皮质激素、硫唑嘌呤、他克莫司和环孢素对孕妇而言是相对安全的，不需要停药。

肾移植后如何避孕

暂时不适宜受孕或尚无备孕计划的育龄期肾移植患者，最佳避孕方式是使用宫内节育器。口服避孕药可能增加血栓风险，不宜使用。MMF对胎儿发育有不利影响，可能导致胎儿畸形甚至流产，服用MMF期间应做好避孕措施。

韦月韩

肾移植后可以进行体育运动吗

身体活动包括有氧运动、做家务等。有学者做过研究，比较肾移植受者、透析状态患者及健康人群的身体活动强度，发现透析患者＜移植患者＜健康人群。肾移植患者在移植前的体力活动强度比健康人低18%～35%；移植后1个月，身体活动强度进一步下降；在随后的1年中，身体活动强度逐渐增加，此后达到平稳状态，移植后5年没有明显的进一步变化。

肾移植术后可以适当锻炼身体吗

很多肾移植患者可能因为合并高血压、糖尿病、贫血等疾病，担心损伤手术伤口和新移植的肾脏、感觉疲劳、缺乏医生指导等，不敢参加任何体育锻炼。实际上，到目前为止，并没有肾移植术后运动带来副作用的报道。适度运动对身体的益处多多，有可能改善患者术后的生活质量。

怎样的运动频率是合适的

目前没有明确针对肾移植患者的推荐运动方案，但大多数研究建议，患者每周进行3次运动，持续3～6个月。当然，任何体育锻炼都应与个人能力相适应，不必勉强，循序渐进，避免耗竭式运动。值得注意的是，适度运动不一定会使体重发生明显变化，但身体功能的改善是会发生的，因此患者不应以减重为锻炼的唯一目的。

哪些运动方式值得推荐

锻炼方式是多样的，如步行、骑自行车、慢跑、健身操、球类运动、舞蹈等。患友们可根据自身喜好和客观条件，选择合适的锻炼方式。注意避免运动损伤，如摔倒、肌肉拉伤等。

现有证据表明，运动对移植受者是有益的。没有合并严重疾病的肾移植患者可结合自身条件进行适度运动。病情较重或年龄较大的患者，在选择运动方式（强度，持续时间和频率）时需要更加谨慎，应咨询医生后进行。

韦月韩

猪肾移植真的实现了吗

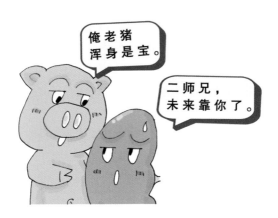

世界首例猪肾移植

2021年10月19日，世界首例猪肾脏移植人体手术宣告成功，震动全球。在美国纽约大学朗格尼医学中心，研究人员将一头转基因猪的肾脏移植入一位脑死亡的志愿者体内。移植后的肾脏工作了54小时。在此期间，研究人员观察到，肾脏正常行使功能，过滤代谢废物和产生尿液，且没有引发排斥反应。

异种移植困难重重

肾移植作为终末期肾病患者首选的肾替代治疗方案，目前5年移植物存活率可达82%以上（注：肾脏存活率≠患者存活率，当移植肾失去功能后，患者还可以再次移植或透析）。然而，供体严重短缺一直是肾移植开展的主要阻碍，因此有不少研究者将目光放到了异种移植上。

异种移植，即用动物器官来解决人类移植器官短缺问题。猪是这一领域的研究热点，但猪器官移植存在许多障碍，最主要的是强烈的免疫排斥反应。比如：猪细胞中有一种与人体无关的名为 α-gal 的基因会导致人体免疫系统立即发生排斥反应。这项实验的供体猪肾脏被敲除了这个基因，避免了被人体免疫系统攻击。

然而，α-gal 仅仅是超急性排斥反应靶点中的一个，还有其他靶点尚待进一步研究。同时，研究受体为脑死亡女性，且研究在移植后54小时停止，有关猪肾移植后的肾脏生理功能与人体之间的相互反应依然不明，是否会发生细胞排斥或慢性排斥反应、猪肾的生理功能与人体是否完全匹配等问题仍不得而知。此外，猪身上可能携带各种已知或未知病原体，也为异种移植增添了不可预知的风险。

期待未来深入探索

总体来说，异种移植在现阶段还有很多悬而未决的问题有待进一步的深入研究。不过，科学总是在不断探索中进步，我们仍然可以对异种移植或人工器官抱有期待。就现阶段而言，对慢性肾病的长期随访与规范治疗依然是肾病患者的首要目标。而对尿毒症患者而言，除肾移植外，血液透析与腹膜透析也是有效治疗手段。

陈　倩

"万众瞩目"的人工肾

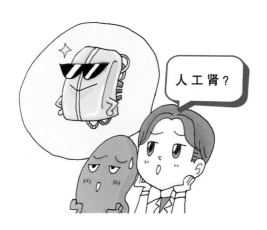

肾移植是部分终末期肾病患者的首选治疗方法，但是由于供体受限，只有极少数患者能实现肾移植，故要解决肾脏的供需问题，就要开发人工肾。探索结构小巧、适合携带且同时具有肾小球和肾小管复合功能的新型生物人工肾是今后研发的主要任务。

第一代人工肾：可穿戴人工肾

以前，一提到人工肾，很多人首先联想到的是一个庞然大物。但近年来研发的可穿戴式人工肾脏做到了很好的体积压缩，重量和尺寸大幅度减小，就像是一条特殊的腰带束在人的身上。它本质上是一台血液透析机，使用了透析液回收利用技术，患者可以在透析过程中带着这个便携式透析仪自由走动，且可做到像正常肾脏一样连续24小时过滤。这种人工肾经历了几代的更新换代，技术已经越来越成熟。

第二代人工肾：植入式人工肾

研究人员在传统透析通路上串联了一个植入了肾小管上皮细胞的透析管，构建了生物人工肾小管辅助装置，并进一步升级为可植入生物人工肾，实现了生物人工肾的微缩化及肾小球与肾小管的功能复合，具有成为便携式或可移植的多功能复合的生物人工肾的潜力。此外，有研究团队用干细胞并发出了具有肾脏的各种细胞和微结构的肾脏类器官。更加令人振奋的是，研究人员将肾脏类器官暴露于细胞流体剪切应力下，成功培养出了血管化的生物人工肾，使生物人工肾有了较为成熟的血管。

展望

随着纳米科技、3D打印技术、生物医学技术的进步，主流的人工肾项目有类似微型透析机的可穿戴式人工肾、基于芯片的植入式人工肾、利用人体干细胞分化培养出的活性肾单位，以及利用3D打印技术制造出的具有肾脏功能的类肾脏结构。

人工肾开发的愿景，是让患者实现活动自由，并发挥比透析更好的生理作用。便携式和可穿戴人工肾的开发可促进家庭透析的普及，并为患者提供更多的灵活权及自主权；生物式人工肾则有望取代透析治疗，为肾功能衰竭患者带来更高的生活质量。

陈　倩

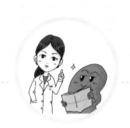

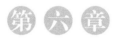

食说护肾

为何要控制钠盐摄入

医生常常建议肾病患者要采用低盐饮食，并告诉病友吃太咸可能会加速肾功能恶化，其中的原因有哪些呢？

我们知道，饮食中的盐分，有95%经肾脏代谢；盐中的钠会导致人体水分不易排出，形成水肿，加重肾脏负担；摄盐过多不仅可使血压升高，且会导致降压药物疗效不显著。除以上原因外，我们将从身体免疫的角度给大家作一番解读。

什么是免疫系统

免疫系统是身体的护卫队，当有外来细菌、病毒入侵，或自身产生一些不利于身体正常工作的废物甚至毒物时，免疫细胞和免疫分子就会发挥功能，清除这些不利因素，让身体正常运转。简单地说，免疫细胞分两种：一种是充满热血、冲锋上阵的"士兵"，具有极强的攻击力，所到之处会发生炎症反应；另一种是理智的"监督员"，在恰当的时候踩刹车，以免前面的"兄弟"过于激动，攻击自身组织。免疫在肾脏疾病中的作用不可小觑，几乎所有慢性肾脏病均存在慢性炎症反应。研究中观察到，在慢性肾病患者体内有更多的攻击型免疫细胞被持续激活，入侵肾脏组织；而负责"踩刹车"的免疫细胞数量则相对减少。

高盐对免疫功能的影响

一项临床研究发现，高盐饮食会增加志愿者血液中单核细胞（一种免疫细胞）的数量，且从志愿者血液中分离出来的白细胞产生促炎型细胞因子的能力更强。也就是说，高盐会增加促进炎症反应型免疫细胞的增殖和入侵，从而增加肾脏损害的风险。也有证据表明，高钠环境会促进炎症型免疫细胞的激活。此外，高盐饮食还会影响肠道菌群，而肠道菌群也是调节身体免疫功能的重要角色。

不同人群如何控制钠的摄入量

健康人群：摄入食盐5克/天。

腹透患者：摄入食盐3～4克/天。

血透患者：每周透析2次者，摄入食盐3～4克/天；尿量在500毫升以上时，增加食盐1～2克/天。每周透析3次者，摄入食盐4～5克/天；尿量在500毫升以上时，增加食盐1～2克/天。

韦月韩　周　航

为何要少吃"钾"

肾病患者排钾功能下降，易发生高血钾，而高血钾往往是最严重、最紧急的情况。

高血钾会有什么后果

血钾高于5.5毫摩/升称为高钾血症，>7.0毫摩/升则为严重高钾血症。当患者处于高钾血症状态时，可能会导致肌肉无力和麻痹，以及心律失常和室性停搏。后者是高钾血症导致的最严重后果，患者可能会自觉心悸等心前区不适。

为什么会高血钾

（1）药物因素：某些降压药（普利类）、保钾利尿剂、免疫抑制剂（如FK506和环孢素）均可能导致高钾血症。

（2）肾衰竭：当急性肾衰竭患者血钾>6.0毫摩/升时，应引起重视，视情况进行紧急透析。在慢性肾衰竭患者中，高血钾常见于少尿（每日尿量小于400毫升）的患者。

平时饮食该注意什么

蔬菜用开水烫过后捞起，再用油炒或油拌，避免食用菜汤及生蔬菜。勿食用浓汤，勿用肉汁拌饭。

避免饮用果汁、咖啡、茶、运动饮料等，白开水和矿泉水是最好的选择。

避免食用榴莲、石榴、香瓜、哈密瓜、草莓、枣子、香蕉、枇杷等含钾丰富的水果。

勿以钾盐代替钠盐，不使用无盐酱油等。

坚果、果干、巧克力、番茄酱等均富含钾，只可少量食用。

不同人群如何控制钾的摄入量

健康人群无需限制。

慢性肾病患者，若每日尿量大于1 000毫升，无须严格限制钾摄入；尿量小于1 000毫升、血钾偏高者，钾摄入量控制在1 800毫克/天以下。

腹透患者不需要严格限制食物中钾的摄入。

血透患者，每周透析2次者，每日钾摄入量控制在1 300毫克以下；每周透析3次者，每日钾摄入量控制在1 500毫克以下。

如何治疗高血钾

1.阳离子交换树脂

服用60克阳离子交换树脂24小时后，急性肾衰竭患者的血钾可降低约1.0毫摩/升，慢性肾衰竭患者的血钾可降低约0.8毫摩/升。阳离子交换树脂不适用于治疗急性高钾血症。

2.胰岛素与葡萄糖

血糖正常者，将10单位胰岛素混入500毫升10%的葡萄糖注射液，静脉点滴；或将10单位胰岛素混入50毫升50%的葡萄糖注射液紧急注射。注射后，血钾可降低0.6 ～ 1毫摩/升。

高血糖患者只用胰岛素，并密切监测血糖。

周 航 朱敏妍

为何要限制磷的摄入

人体内的磷主要靠肾脏排泄，肾功能衰竭后，血磷上升，可导致皮肤瘙痒、骨质改变等表现。人体内的磷主要来自食物，故肾功能衰退的患者必须适当限制磷的摄入。

高磷血症有什么危害

血浆磷酸盐浓度 > 4.5毫克/分升（1.5毫摩/升），即为高磷血症。高磷血症是导致肾功能衰退的原因，也是尿毒症的主要临床表现之一。临床上，高血磷常合并低血钙，常引起肾性骨病；与继发性甲状旁腺功能亢进也有密切关系；同时还会引起口唇周围和四肢发麻、刺痛，以及四肢肌肉抽搐等症状。

长期钙磷代谢紊乱会导致软组织钙化，如肺组织钙化会导致肺功能受损、肺纤维化、肺动脉高压、右心室肥厚和充血性右心衰竭；血管钙化导致四肢末端缺血坏死、皮肤溃疡、软组织坏死，并增加肾移植的难度。

饮食应注意什么

肾功能不全患者适当限制饮食中磷的摄入，有助于延缓肾功能的衰退，预防肾性骨病的发生。常见的含磷较高的食物包括乳制品（如酸奶、奶酪乳、发酵乳等）、干豆类（如红豆、绿豆、黑豆等）、全谷类（如莲子、薏苡仁、全麦制品等）、动物内脏（如猪肝、猪心等）、坚果类（如杏仁、开心果、腰果、核桃、花生、瓜子等），以及酵母粉、可乐、汽水、可可粉、蛋黄、鱼卵、肉松等。

还有什么注意事项

蛋白质是含磷的主要食物。通过限制饮食减少磷的摄入虽然可以改善高磷血症，但低磷饮食对维持足够的营养摄入显然是不利的，而营养不良与蛋白质摄入不足在透析患者中普遍存在。因此不能过多地依靠饮食限制减少磷的摄入，应在保证足够的营养摄入前提下尽量避免进食高磷食物。

　　除坚持进行透析外，还可以通过服用磷结合剂的方式，使磷与之结合形成不能吸收的物质，通过粪便排出体外，从而减少肠道对磷的吸收。常见的磷结合剂有氢氧化铝、碳酸铝和碳酸钙片，前者对磷的吸收较强，但在肾功能衰竭的患者体内易造成铝中毒，不宜长久使用。

常见高磷食物表

食物类别	食物名称	每100克含磷量（毫克）
调味品类	酵母（干）	1 893
菌藻类	口蘑（白蘑）	1 655
坚果、种子类	南瓜子仁	1 159
乳类及制品	全脂加糖奶粉	1 018
鱼虾蟹贝类	丁香鱼（干）	914
坚果、种子类	西瓜子（话梅味）	868
坚果、种子类	西瓜子仁	818
干豆类及制品	荆豆	785
乳类及制品	奶豆腐（脱脂）	773
坚果、种子类	西瓜子（炒）	765
鱼虾蟹贝类	鲮鱼（罐头）	750
乳类及制品	奶疙瘩（奶酪干、干酸奶）	689
谷类及制品	麸皮	682
鱼虾蟹贝类	虾米（海米、虾仁）	666
调味品类	芝麻酱	626
饮料类	可可粉	623
坚果、种子类	松子（生）	620

杨小茜　周　航　朱敏妍

喝饮料要注意什么

“无糖饮料”是肾友解馋的福音吗

近年来，随着健康知识的普及，更多的人选择用无糖饮料代替普通饮料。然而，虽然无糖饮料“零热量”，但添加剂中通常含有磷，这可能影响血磷水平，增加膳食酸负荷，从而增加肾病的发生风险。

无糖饮料中的添加剂也可能通过改变糖代谢影响肾脏。多项研究发现，无糖饮料的高消耗量与偶发性代谢综合征、高血糖和糖尿病相关。其他研究表明，人工甜味剂能够改变肠道细菌组成，从而导致葡萄糖不耐受。总之，无糖饮料偶尔喝一下问题不大，但能不喝，最好还是不喝。

怎么正确喝茶

茶叶中的成分具有辅助抗癌、抗辐射、延缓衰老、提高免疫力等功效，大多数肾病患者是可以适量饮茶的。但要注意的是，不应长期、大量摄入浓茶。同时，茶叶中富含草酸盐，会从尿液排出，因此喝茶之后要多饮水，以增加草酸盐的排出。

慢性肾病患者需要滴酒不沾么

研究显示，酒精对慢性肾病患者来说并非全是坏处。酒精是有心血管益处的，故少量饮酒对于血管有好处，对肾脏也有好处，适量饮酒甚至可以延缓慢性肾病的进展。

但对于尿毒症患者来说，饮酒是没有益处的。首先，尿毒症患者的肾功能几乎全无；其次，尿毒症患者饮酒后，容易口干舌燥，若饮水量过多，容易导致容量超负荷，一些副作用就会显现出来。因此，慢性肾病患者应尽量少饮酒，不可过量饮酒。

除了饮用水，还能喝什么

患者可适量饮用苏打水，因为苏打水是肾脏的“好朋友”。不同于酸性的碳酸饮料，苏打水属碱性，可以碱化尿液，有利于促进肾脏排出多余的尿酸，苏打水外用还能消毒杀菌。但是，苏打水不等于苏打水饮料。

韦月韩　陈　倩　夏　佳　伍佳佳　周　航

如何摄入蛋白质

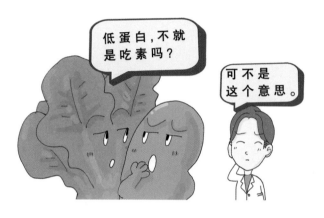

低蛋白质饮食可以简单理解为"吃素"吗

有肾友害怕蛋白质超标，干脆长期吃素食，不吃豆制品，却摄入较多土豆、蛋糕、果汁等高糖食物，认为这样可减少蛋白质的摄入，其实这是大大的误解。

首先，素食中也含有蛋白质，如豆类的蛋白质含量为30%左右，主食大米和面的蛋白质含量也在8%左右。其次，"低蛋白质饮食"的全称应该是"保证充足热量的优质低蛋白质饮食"。素食所含的蛋白质为植物性蛋白质，多属于非优质蛋白质，如果摄入过多，会加重肾病症状。

慢性肾病患者的蛋白质摄入，应在控"量"的同时保"质"，必需氨基酸充足、比例合理的蛋白质被称为优质蛋白质，多源于动物性食物及大豆，可降低慢性肾病的进展风险。所以，肾友要将有限的蛋白质摄入"指标"让给富含优质蛋白质的食物。

蛋白质摄入标准

透析会加重氨基酸和蛋白质的损失，接受透析治疗的患者应该有更高的蛋白摄入量。

每日蛋白质的适宜摄入量，健康人群为1克/千克体重；慢性肾病患者，Ⅰ期、Ⅱ期为0.8克/千克体重，Ⅲ期为0.6克/千克体重，Ⅳ期、Ⅴ期为0.4克/千克体重；腹透患者为1.2克/千克体重；血透患者，每周透析2次者为1～1.2克/千克体重，每周透析3次者为1.5克/千克体重。

控制蛋白质和热量的食材

在限制蛋白质的情况下，需限量食用的食物：普通大米、面粉；干豆类，如红豆、绿豆、豌豆仁、黑豆、花生；面筋制品，如面筋、面肠、烤麸；坚果类，如花生、瓜子、核桃、腰果、杏仁。

在蛋白质限量下，可由蛋白质含量极低的食物提供热量：淀粉类，如澄粉、凉粉、粉皮、粉条、粉圆、小麦淀粉、藕粉、西谷米、玉米粉、番薯粉、洋菜等；精制糖，如果糖、蜂蜜、冰糖、白糖等；葡萄糖聚合物，如糖饴等。

肾病患者由于蛋白从尿中丢失，会出现蛋白质质量和能量储备下降，适当的营养摄入对慢性肾病患者至关重要。低优质蛋白质饮食不仅可以延长患者的无透析时间，还能延长生存期。

陈哲君　伍佳佳　周　航　朱敏妍

说一说关于豆制品的谣言

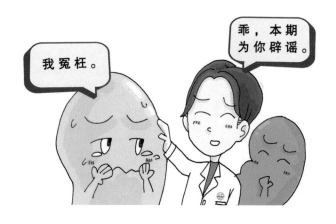

豆制品会加重肾损伤吗

针对肾病患者究竟能不能吃豆制品的问题，其实科学家、营养学家们一直在探究。研究发现，大豆富含人体所需的全部必需氨基酸，人体的吸收利用率很高，故而大豆蛋白质属于优质蛋白质，肾损伤患者是可以吃的。

不仅如此，大豆及其制品还越来越被认可，并被建议可代替红肉作为优质蛋白质的来源。因为大豆还有其独特的优势：大豆异黄酮对肾脏有保护作用；大豆脂肪不多，且以不饱和脂肪酸为主，可改善肾病患者的血脂紊乱。

痛风患者不能吃豆制品吗

大豆及多数豆制品属于中等嘌呤含量食物，每100克常见豆类食物的嘌呤含量（毫克）分别为：豌豆（75.5）、黑豆（137）、黄豆（166.5）、绿豆（75）、豆干（66.6）、豆浆（27.7）、扁豆（18）。

对尿酸严重超标及处在痛风发作期的患者来说，需要限制摄入。

高尿酸血症及痛风患者如果病情处在稳定期，可以适当吃些豆制品，控制摄入量即可。

豆腐吃多了会得肾结石吗

肾结石主要的易患人群为：消化系统疾病患者，如慢性腹泻、炎症性肠病患者；具有不良饮食习惯的人群，如长期高糖、高盐、高蛋白质饮食，膳食钙摄入太少等；尿路感染；服用某些药物或保健品，如阿昔洛韦、磺胺嘧啶、维生素C等；有肾结石家族史者；常处于脱水状态（喝水少，出汗多）者。

很多人认为，豆腐中含有钙，摄入过多的钙是导致肾结石的原因。实际上，豆腐的钙含量并不多，且食用后吸收慢，不会引起血钙浓度明显升高，不会导致肾结石形成。相反，吃豆腐不仅不会导致肾结石，还有助于预防肾结石。豆腐中的钙，部分经肠道吸收，部分滞留在肠道内随粪便排出体外，这部分滞留在肠道中的钙可结合食物中的草酸，减少人体对草酸的吸收，从而预防草酸钙结石的形成。

杨小茜

你吃的那些"保健品"，真的能保健吗

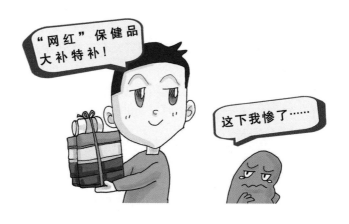

滥用保健品，肾脏"伤不起"

因滥用保健品导致肾损伤的新闻时时出现，也逐渐引起了各界重视。那么，为什么滥用保健品可能伤肾呢?

这是因为，大多数药物（包括保健品）通过胃肠道吸收进入血液循环，经过肝脏或肾脏代谢，最终随尿液排出体外。因此，肾脏是药物损伤的靶器官之一。

不能把保健品当成"仙丹"

近年来，随着生活水平逐步提高，大众健康意识逐渐觉醒，保健品消费需求旺盛。目前，市场上有些"三无""山寨"、成分不明的保健品鱼目混珠，是肾脏健康的潜在杀手。

还有一类经常出现在大众视野却又容易被忽视的中药保健品（包括但不限于药酒、"肾宝"等），其中一些中药已被证实含有马兜铃酸、乌头碱、重金属等肾毒性成分，长期服用可导致肾功能衰竭。大家应在医生或药师的指导下使用，切记不要盲目服用中药保健品。

滥用保健品可能使肾病雪上加霜

肾脏病患者如果服用了不当的保健品，会导致肾脏负担更重，肾脏功能进一步受损。因此，患者在服用任何保健品前，务必咨询医师，获取指导意见。因为一旦发生药物性肾损伤，可能导致慢性肾功能衰竭，甚至危及生命。

目前，药物性肾损伤的发生率逐年升高，严重威胁大众健康，提高对药物性肾损伤的认识，科学合理用药，十分重要。

马　晴

肾友摄入脂肪的注意事项

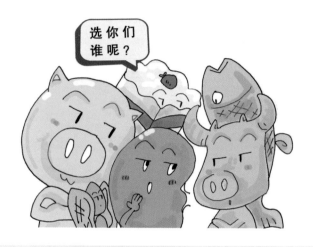

脂肪是人体细胞的主要供能来源。科学家们发现，慢性肾脏病患者肾脏局部细胞对脂肪的利用减少、合成增加，肾脏细胞中会出现不同程度的脂质沉积，且与肾功能恶化相关。此外，肾病综合征、慢性肾功能衰竭、肾移植等患者常合并脂质代谢紊乱。

含脂食物，肾友怎么选

首先，血脂异常患者对脂肪的摄取量应较正常人适当减少，并需积极配合运动、作息的调整。其次，肾友们更应注意食物中的脂肪种类，尽量摄入优质脂肪。简单来说，不饱和脂肪酸多、无反式脂肪酸的脂肪，是优质脂肪。

不饱和脂肪酸

富含不饱和脂肪酸的脂肪在室温下呈液态，大多为植物油，如橄榄油、花生油等。深海鱼油是个例外，虽然是动物脂肪，但它富含多不饱和脂肪酸，因而在室温下呈液态。以饱和脂肪酸为主的脂肪在室温下呈固态，多为动物脂肪，如牛油、羊油、猪油等。研究表明，饱和脂肪酸会增加心血管疾病的发生风险，因而更推荐摄入有益健康的不饱和脂肪酸。

反式脂肪酸

化学结构中，有机分子分为顺式和反式。反式脂肪酸对健康无益处，有研究报道称，长期摄入反式脂肪酸可能增加阿尔茨海默病（老年痴呆）、心血管疾病、糖尿病等疾病的发生风险。

"无意"生产出来的反式脂肪酸，是在油脂加工或烹调过程中产生的，如油炸、油煎等，都会产生反式脂肪酸。"有意"生产出来的反式脂肪酸，是指利用氢化技术让液态的大豆油变成猪油或黄油的硬度，如烘焙业离不开的起酥油、蛋糕和甜点中常见的氢化植物油等。

建议采取低蛋白质饮食的非透析期肾友，可适量增加每日脂肪摄入比例，但不应超过35%。正在透析的肾友，每日脂肪摄入宜控制在40～60克（低胆固醇饮食）。

朱敏妍 周 航

痛风患者怎么吃

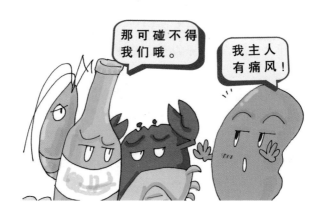

高尿酸和痛风的由来

人体内的尿酸主要由嘌呤在肝脏中代谢产生，最终通过肾脏和肠道排泄出去。正常情况下，尿酸的产生和排出处于动态平衡状态。若嘌呤摄入过多、肾脏或肠道排泄功能减退，就会导致体内尿酸水平升高。过量尿酸会导致尿酸盐形成并沉积在关节，导致痛风。

除了关节痛，痛风还会影响肾脏吗

除常见的尿路感染和肾结石外，肾脏疾病不会有疼痛症状，但即使肾脏不发出疼痛的信号，尿酸也会悄悄地"腐蚀"肾脏。肾间质的尿酸盐结晶可诱发单核细胞浸润，导致肾小管损伤和间质纤维化，从而引起间质性肾炎及血肌酐升高，久而久之，可引起慢性肾病。

哪些食物容易升高尿酸

很多人都知道，常吃海鲜、爱吃肉、爱喝酒者容易出现"尿酸高"，但是也有人感到纳闷：我很瘦，不怎么吃海鲜，也不怎么喝啤酒，为什么尿酸还是高呢？

这是因为，除了大家熟知的酒精和高嘌呤食物外，含糖饮料也是升高尿酸的"罪魁祸首"之一。果糖是含糖饮料中白砂糖、蔗糖、果葡糖浆等的主要成分之一，能促进身体合成更多嘌呤，从而造成血尿酸升高。

　　那水果能不能吃呢？完整的水果中，除果糖外的其他有益成分，如膳食纤维、维生素C等，可能在一定程度上缓解了果糖的危害。而且有的水果本来果糖含量就少，如桑葚、草莓、柚子等，再加上前面提到的有益成分，甚至可能还有些降尿酸的作用。

　　此外，相比蛋白质，痛风患者最容易缺乏的营养素是铁和锌。痛风患者需慎食的食物，如红肉、动物肝脏等，是铁的主要食物来源。其他食物里的铁，不是含量少，就是吸收效率不高，不太能担得起补充铁的重任。所以，痛风发作期患者需要吃低嘌呤食物，稳定期患者可以适量吃一些中嘌呤食物，以保证营养均衡。

韦月韩　伍佳佳

"超加工食品"会伤肾吗

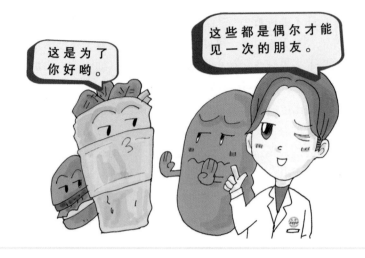

多项研究发现，超加工食品摄入过多与较高的慢性肾脏病发病率高度相关。因此，为保护肾脏，肾友们要切记少食超加工食品。

什么是超加工食品

超加工食品，是指部分或全部由原始食物中提取的物质和添加剂制成的食品，几乎不包含完整的原始食物，多富含脂肪、盐、糖，缺乏膳食纤维、蛋白质、各种微量营养素和其他生物活性化合物。超加工食品的典型代表有：各类包装零食、冰淇淋、含糖饮料、巧克力、薯条、汉堡、热狗，以及猪排、鱼排等。

超加工食品与肾脏疾病

超加工食品高油、高盐、高糖，每一项都是肾脏疾病的危险因素。在一项纳入了1万余名受试者的大型前瞻性临床研究中，研究者按照受试者平日超加工食品食用量，将受试者分成4组。在接下来的24年中，对这部分人群进行了密切随访，记录他们的慢性肾病发病情况。结果发现，食用超加工食品最多的组，二十余年间患慢性肾脏病的风险比食用量最少的组高24%。提示在一般人群中，较高的超加工食品摄入量与较高的慢性肾脏病发病风险独立相关。

另有研究将长期进行血液透析的老年人与无慢性肾脏病及其他严重疾病的老年人做对比后发现，长期血透的老人，平时一日三餐食用新鲜瓜果、深绿色蔬菜、肉、蛋、豆类等天然食品的量明显少于相对健康的同龄老人，摄入加工食品和超加工食品的量明显增加。这也从侧面反映了超加工食品对肾脏健康的危害。

综上所述，无论是老年人群，还是其他人群，较高的超加工食品摄入量都会危害肾脏健康。慢性肾脏病患者需要在日常生活中注意甄别、主动减少超加工食品的摄入量。冰淇淋虽甜，肾脏却不喜欢。各位肾友在餐桌上应多多选择天然食材。

张天熠

如何吃才能增强免疫力

多数肾友存在不同程度的免疫力缺陷，在治疗过程中又受到激素、免疫抑制剂等药物的影响，导致自身抗病能力、免疫力有一定程度的下降，这无疑增加了感染风险，稍有不慎就会导致病情复发或加重。那么，吃什么可以增强免疫力呢？

富含维生素A的食物

如红薯、南瓜、胡萝卜、哈密瓜、木瓜等。

推荐理由：缺乏维生素A，黏膜屏障功能会下降，免疫细胞功能也会下降，给细菌、病毒可乘之机。

富含维生素E的食物

如杏仁、花生、榛子、葵花籽等。

推荐理由：坚果类食物富含维生素E，而维生素E是一种强抗氧化剂，能够保护细胞，维护机体免疫系统功能。坚果适宜摄入量为每周50～70克。

富含铁的食物

如瘦肉、动物血等。

推荐理由：铁是免疫功能的重要辅助因子，缺铁会抑制免疫细胞的生成。如果发生缺铁性贫血，则更会使免疫力降低。

富含维生素C的食物

如蔬菜、水果等。

推荐理由：维生素C对维持机体免疫系统功能、增强抵抗力非常重要。此外，维生素C还可以帮助身体更好地吸收食物中的铁元素，协助提高免疫力。每天吃500克蔬菜和250克水果，就能保证维生素C的充足摄入。

富含硒元素的食物

如金枪鱼、虾、鸡蛋等。

推荐理由：硒元素能影响免疫细胞的功能，维持机体防御系统。

富含 n-3 不饱和脂肪酸的食物

如沙丁鱼、三文鱼等。

推荐理由：n-3 不饱和脂肪酸具有很强的抗炎作用，有利于维持免疫系统功能。

上述维生素和微量元素对维持免疫系统功能至关重要，但过犹不及，切忌过度摄入。普通人肾脏排泄能力较好，慢性肾病或尿毒症患者排泄功能较差，代谢产物容易蓄积。任何有益的物质，在体内过度蓄积都会对身体产生一系列损害，加重肾损伤。

杨小茜

节日期间要当心美食伤肾

春节，切忌胡吃海喝

春节期间，各地总有几款腌制的美味，但这些高钠食物，肾友们不要过度食用。有水肿和高血压的肾友们，对腌制食物更要敬而远之。多选清蒸、清炖、水煮等少油、少盐的烹饪方法。

嘌呤摄入过多会导致血尿酸升高，已有高尿酸血症，尤其是已经有过痛风发作的朋友们，过年时应尽量不饮酒。且需要注意的是，现在很多饮料中的果糖会间接导致血尿酸升高，也应少喝。食物方面，熬煮的肉汤、鲜虾、海鱼，以及猪肝、猪肾等动物内脏中嘌呤含量高，可能吃两口就"超量"了，甚至引得痛风发作，肾友们需要注意。

元宵节，吃汤圆要适量

以汤圆的主材——糯米来说，每100克糯米含77克糖。这一成分比例和平时所吃的米饭接近（每100克大米含74克糖），因此将不含馅料的汤圆作为主食，与平时吃米饭并无差异。然而，若将含有芝麻馅、核桃馅的元宵作为主食，则有一些问题。每100克含馅元宵的含糖量，远高于我们正常食用的三餐。仅3～4个汤圆所含糖分便超过了一天的推荐摄入量。对肾病患者，尤其是糖尿病肾病患者而言，血糖的平稳控制必不可少。因此，糖尿病肾病患者应避免食用含有甜馅料的汤圆。若想打打牙祭，可以浅尝一下肉馅汤圆。

端午节

端午节的传统美食，粽子、"五黄"（黄鳝、黄鱼、黄瓜、咸鸭蛋、雄黄酒），对肾脏造成的负担不可小觑。慢性肾功能衰竭患者，尤其是消化功能较弱者，不宜吃粽子。早期肾病患者，或特别想"尝几口"的患者，可以根据白粽、红豆粽、豆沙粽、肉粽、蛋黄肉粽的顺序，食用量依次递减。黄酒、咸鸭蛋也是如此，尽量避免食用，实在爱吃，就少吃点，分几天吃。传统"五黄"中的黄瓜、黄鱼、黄鳝，患者朋友们可以适当多吃。

周　航　朱敏妍　夏　佳

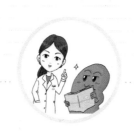

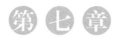

中医护肾

中医"肾"与西医"肾"是一回事吗

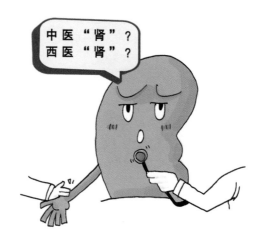

还记得曾经引发了一场又一场"全民肾虚"风暴的六味地黄丸和"肾宝"的广告吗？"肾虚"的"肾"，与"肾炎"的"肾"，到底是不是一码事呢？

中、西医说的"肾"，不是同一个概念

中医学与西医学是两个不同的医学体系。西医所说的"肾"，是一对实质器官，与输尿管、膀胱、尿道构成人体的泌尿系统，滤过人体血液中的代谢产物，维持水、电解质和酸碱平衡，最终产生尿液，经尿道排出体外。同时，肾脏还具有内分泌功能，能生成肾素、前列腺素、激肽等物质。肾脏的功能对维持机体内环境稳定和新陈代谢的正常进行有重要意义。

中医认为，"肾"居腰府，主藏精，主骨生髓，主水，司二便，开窍于耳，其华在发，囊括了西医所说的生殖、内分泌、泌尿等多个系统的部分功能。

中、西医诊断的"肾病"也大不同

中医内科学中的腰痛、阳痿、早泄、水肿、淋证、癃闭等均与中医"肾"有关，故而中医"肾虚"是一个"综合征"，可能表现为多个系统功能的紊乱。

西医所说的"肾小球肾炎""急性肾损伤""继发性肾病"，是指实质器官肾脏发生了不同类型的病变。为明确诊断，常需要通过肾穿刺活检，以明确病理类型。抽血化验血肌酐、尿素氮、尿酸等指标以评价肾功能，通过肾脏超声对肾脏位置、大小、弹性等进行评估，均是针对实质器官肾的不同角度的考察。

综上所述，中医"肾"与西医"肾"，不完全对应。被中医医生诊断为"肾虚""肾亏"的患者，应在中医师的指导下服用中药治疗，并调节生活方式及神经、内分泌等失调状态。被西医医生诊断为"肾炎""肾病""肾功能不全"的患者，不一定能用"肾虚"这一中医概念来解释，若自行盲目服用补肾药，反而可能增加肾脏负担，加重病情，应至专科医生处就诊、咨询。

马　晴

得了肾病，看中医还是西医

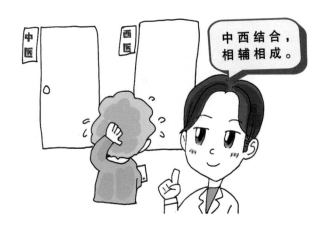

治疗肾病，选择中医还是西医，往往是肾友们比较关心的问题。今天，我们来谈一谈中医和西医这两个理论体系在治疗肾病方面的优势与特色。

西医治肾病

西医治肾病是一个抑制加补给的过程，主要通过使用免疫抑制剂以减轻机体免疫炎症反应，同时通过使用激素药物抑制炎症、降低尿蛋白。西医治疗的优点在于疗效显著，若治疗得当，效果立竿见影，但也不可避免地会带来一系列副作用，如消化道出血、骨质疏松、激素型肥胖，以及免疫系统减弱、增加细菌或病毒感染的风险等，患者不得不服用其他药物来防治这些并发症，久而久之，便成了"药罐子"。

中医治肾病

中医的辨证论治，是从患者的病因及病机入手，在临床治疗中遵循"标本兼治"的原则，针对患者的体质、病程、病理类型，采用相应的治疗方法，具有良好疗效。大黄、雷公藤多苷、黄芪等制剂的疗效已经得到临床证实。中医奥义无穷，除口服方药外，还有灸法、穴位注射、药浴、足浴、中药灌肠等极具特色的治疗方法。

中医是经验之学，对各种肾病的治疗呈现百家争鸣的现象，对于疾病的病因、病机解读，临床辨证分型等仍存在争议，对方药组成的药理学、药效学等研究尚有待进一步深入。

中西医结合，相辅相成

对于肾病的治疗，中医和西医各有优势，不可互相替代。中西医结合治疗肾病，可各取所长、相辅相成，在必要的西药治疗基础上，以中医理论及中药为核心，配合中医特色的清毒疗法，保护、恢复患者的免疫系统，从源头上解决肾病问题，延缓或避免肾脏替代治疗。

有些患者看了西医之后又去看中医，认为这便是中西医结合。实际上，若中医和西医医生互不了解对方的诊疗思路与方案，便无法真正将中西医结合起来，各自所开具的处方可能导致药效降低、副作用增加等不良反应。中西医结合要求医者将中医辨证论治思维和现代医学相结合，才能达到事半功倍的效果。

李　响

中医药如何治肾病

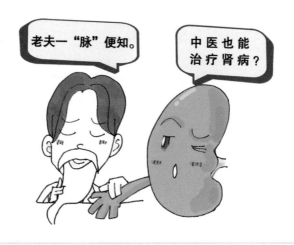

中医承载着中国古代人民同疾病作斗争的经验和理论知识，是在古代朴素的唯物论和自发的辩证法思想指导下，通过长期医疗实践，逐步形成并发展而成的医学理论体系。中医药治疗在提高慢性肾病的临床疗效、改善症状、提高生存质量，以及延缓肾脏病进展等方面，显现出了较好的效果。

治肾病中药分四类

1. 以扶正为主，减轻肾脏炎症反应

虫草提取物制成的中成药可提高机体免疫力、保护肾脏、减少蛋白尿。黄蜀葵花提取物制成的中成药具有清利湿热、解毒消肿的功效，主治慢性肾炎，动物实验证实其有降低肾小球肾炎患者尿蛋白和血肌酐的作用，适用于有腰痛、水肿、蛋白尿、血尿、舌苔黄腻等临床表现的患者。

2. 调节免疫反应，减轻肾脏损伤

雷公藤多苷具有祛风解毒、除湿消肿、舒筋通络的功效，主要用于风湿热瘀、毒邪阻滞所致的关节痛、蛋白尿等，具有抗炎及抑制细胞免疫和体液免疫等作用。适用于类风湿关节炎、原发性肾小球肾炎、肾病综合征、紫癜性及狼疮性肾炎等患者。

3. 改善肾脏微循环

川芎提取物制成的中成药可以改善肾脏局部微循环，具有活血化瘀的功效，可用于伴镜下血尿的肾病患者。

4. 以去除机体含氮废物为主

一些复方中成药具有通腑降浊、健脾利湿、活血化瘀的功效。适用于慢性肾功能衰竭氮质血症期和尿毒症早期患者，可降低血肌酐、尿素氮，稳定肾功能，延缓透析时间。

中药使用需要在专业医生指导下进行。同时服用中药和西药可能产生严重的药物相互作用，导致并发症发生，患者须引起重视。例如：华法林与当归或丹参合用，可能导致出血；用于降血糖的草药如果与口服降糖药联合服用，可能导致低血糖。

陈哲君

解锁煎中药的"正确姿势"

中药汤剂配伍灵活、服用方便，临床应用广泛。当拿到这些知名与不知名的草根树皮的时候，您是否知道怎样煎煮才能让它们发挥最佳疗效呢?

用什么容器煎煮

选用适宜的煎中药容器非常重要，目前选用较多也是最适合的是砂锅和搪瓷锅，不锈钢锅、玻璃锅次之。铁锅、铝锅、铜锅等金属容器不能用于煎煮中药，因为在高温环境中，中药的化学成分容易与金属发生化学反应，进而影响药效，甚至导致副作用。

煎煮前是否要浸泡

中药饮片多数是干燥的植物根、茎、叶，以及动物甲壳、矿物等，煎前浸泡可使中药有效成分充分溶出。浸泡多用冷水，加水后浸没药物，水面超过药物2～3厘米为宜。花、叶类宜浸泡20～30分钟，根茎类可浸泡40分钟，动物甲壳、矿物类则需要浸泡1小时左右。

怎么煎，煎多久

煎药要先武火再文火，大火烧开，改小火慢炖。每帖中药一般煎2次，第一煎需要40～60分钟，第二煎20～30分钟。每日服2次，间隔4小时以上。

为减毒增效，中药处方上有时会标记特殊的煎法。

先煎：一般是矿物、化石、贝壳等有效成分不易溶解的中药，如牡蛎、龙骨、龟甲等。有些药物含毒性成分，如附子、川乌、草乌等，应先煎10～20分钟减毒，再与其他药物同煎。

后下：一般为久煎之后容易破坏有效成分的药物或芳香类药物，如薄荷、豆蔻、杏仁黄等。应在其他药物即将煎好时再放入锅中，煎煮5～10分钟即可。

包煎：适用于颗粒细小或表面有绒毛的药物，如莱菔子、苏子、辛夷等。煎煮前需用纱布或小布袋包好。

烊化：适用于胶类、质地黏稠的药物，如阿胶、饴糖等。将其单独加热烊化，服用时再拌入煎好的药汁中，以免一同煎煮时黏附其他药物或者锅底。

服用时间

中药煎剂一般于饭后1小时服用。滋补药宜餐前1小时服用。刺激肠胃的药物宜饭后服用。安神助眠药物宜睡前0.5～1小时服用。泻下药、消导药宜空腹服用。

汤璐敏

"是药三分毒"，中药也不例外吗

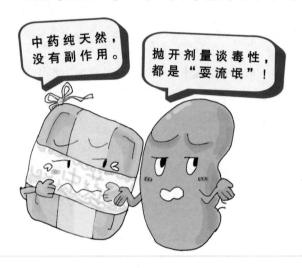

药物虽是对抗病魔的利器。但"是药三分毒"，这柄利刃在某些时候是一把双刃剑。近年来，中草药引起肾损害的问题备受关注。其中，含有马兜铃酸的中草药和制剂引发的肾病已成为医药界关注的热点。

马兜铃酸肾病是指由不合理应用含有马兜铃酸的中草药及其相关产品而引起的肾脏损害。马兜铃酸存在于马兜铃科植物中，如细辛、关木通、广防己、青木香、马兜铃等，这些草药常被用于治疗风湿骨病、痛风、外伤等多种病症。

龙胆泻肝丸是一种常用中药，其中含有的木通在古方中原为木通科植物白木通，而现代普遍以马兜铃科关木通代替，而长期使用关木通可能导致马兜铃酸肾病。除龙胆泻肝丸外，马兜铃科属其他植物的不合理应用也可能导致肾损害，如1990年比利时陆续出现使用中草药减肥而发生肾间质纤维化的病例。

应强调的是，中草药的肾毒性近年来有被"热炒"的嫌疑。所谓

"抛开剂量谈毒性，都是不科学的"。中草药肾毒性的发生，除与应用某些含马兜铃酸的中草药有关外，更与剂量、服用方式不当有密切关系。

正如"老婆饼里没有老婆"，并非所有马兜铃科植物都含有马兜铃酸。马兜铃科植物，是按照形态、结构相近的一类植物群体来划分的，与其成分、结构不一定存在必然联系。

为降低马兜铃酸肾病的发生风险，我国自2003年起采取了一系列措施，如禁止使用富含马兜铃酸的药材；对马兜铃科植物细辛，将其药用部位由全草改为几乎不含马兜铃酸的根和根茎；对含有马兜铃属药材的中成药，按处方药管理，并明确安全警示；等等。这些措施显著加强了对马兜铃酸肾病的监督和管理。

马 晴

服用中药，记得关注血钾

中医中药是祖国医药的一块瑰宝，部分中药不仅可改善、延缓早中期肾功能减退，且可保护余残肾功能。但是，现代药理学研究亦表明，部分中药含钾量较高，肾功能不全患者因排钾受限、摄入大于排出，服用中药后增加了发生高钾血症的可能性。临床中也有中药汤剂引起患者血钾升高的相关报道。严重的高钾血症可导致患者出现心律失常，甚至猝死。因此，中药制剂对血钾的影响不可忽视。

中药引起高血钾的可能机制及高危因素

1. 钾离子含量较高

有研究将308种常用中药材煎煮后，测定中药汤中的钾含量。结果发现，含钾量＞0.5毫摩/克的中药有13味；按照中药不同的取材部位分类，全草、花和叶子入药的中药含钾量较高；矿物、果实类及花草类药物，随煎煮时间的延长，药液中的含钾量有增高趋势。

2. 抑制钾的排出

某些中药具有利尿消肿的作用，如泽泻、益母草、茯苓等，其作用机制与螺内酯（一种保钾利尿剂）相似，作用于肾小管远曲小管和集合管，增加水和钠的排泄，但同时也会使钾离子排出减少，进而升高血钾。

3. 病理因素

高血钾的病因主要是各种急、慢性肾功能衰竭，其次为代谢性酸中毒，还有烧伤、糖尿病酮症酸中毒、大量输入库存血液等，合并上述情况时更要警惕高血钾的发生。

4. 合并用药

很多西药容易造成药源性高血钾，如血管紧张素转化酶抑制剂/血管紧张素Ⅱ受体拮抗剂（ACEI/ARB）、非选择性β受体阻滞剂、地高辛等。正在服用中药的患者若同时服用上述西药，应警惕高钾血症。合并使用多种中药时，由于中药对血钾的影响不确定，因此常被忽略，高钾血症的高危人群更应警惕。

肾脏是排泄钾的重要器官，当存在肾功能不全时，排钾能力会有不同程度的降低。中药材来源于各种动植物，本身含有一定的钾离子，且钾离子水溶性高，经配伍组成的中药汤剂含钾量较高。因此，长期服用中成药或中药汤剂的肾友们一定要密切关注血钾水平，血钾高了应及时停药，并去医院就诊。

李　响

为什么不是所有人都适合吃六味地黄丸

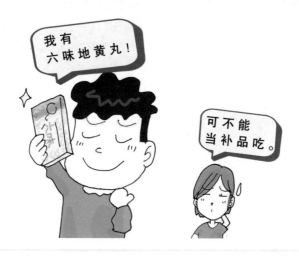

六味地黄丸，是哪"六味"

六味地黄丸由三种补药（熟地黄、山茱萸、山药）加三种泻药（牡丹皮、茯苓、泽泻）组成，称为"三补三泻"。"三补"补肾养阴、强精益血；"三泻"清虚热、泄湿浊。在这六味药当中，补药含量是泻药的2倍或以上。"地八山山四，苓泽丹皮三"，通过这种合理的搭配，在补益的同时还能清虚热、泄湿浊。

哪些人适合服用六味地黄丸

中医治病的法则，不是着眼于病的异同，而在于病机的区别。不同的疾病，在其发展过程中，由于出现了相同的病机而采用同一方法治疗的法则，即为"异病同治"。这使得患者朋友们产生了一种错觉——六味地黄丸这味中成药在某种程度上是"包治百病"的万能药。其实并非如此，患友们在服药之前，应该积极寻求医生的专业指导，根据自身的实际情况对症下药，才能发挥良好药效。

六味地黄丸的主要适用于肾阴虚体质人群，主治肾阴亏损、头晕耳鸣、腰膝酸软、潮热盗汗等，主要症状为手脚心发热、心烦、腰膝酸软、舌红苔少、口干舌燥、容易口渴、夜里睡觉容易出汗、失眠多梦等。

哪些人不适合服用六味地黄丸

（1）肾阳虚者，主要表现为脸色发白、精神萎靡、食欲不振、总感到怕冷、手脚冰凉、身体浮肿、夜间小便增多、大便经常不成形等。

（2）痰热湿重者，主要表现为食欲欠佳、胃胀胸闷、腹型肥胖、大便黏着、舌苔白厚等。

（3）脾胃虚寒者，主要表现为胃痛隐隐、绵绵不休、冷痛不适、喜温喜按、空腹痛甚、得食则缓、劳累或食冷或受凉后疼痛发作或加重、泛吐清水、食少、神疲乏力、手足不温、大便溏薄。

（4）经中医辨证确是"肾阴虚证"无误，但最近有感冒、发烧、腹泻等急性起病者，也暂时不适合服用六味地黄丸。

（5）糖尿病患者，因六味地黄丸中的赋形剂是蜂蜜，含糖量较高，不利于控制血糖。

马　晴

护肾有方之中医外治

中医学在长期的发展过程中总结出了治疗肾脏病独具优势的中医内治法及外治法。中医外治法是指用药物、器械或手法在体表皮肤、黏膜进行治疗的方法，可以将体内毒素从肠道、皮肤等途径排出体外，还能为机体提供有益刺激，提高免疫力。下面向大家介绍几种常见的中医外治法。

穴位敷贴法

穴位敷贴是把中药研成细末，混合于介质（如水、醋、酒等）中，调和成糊状或膏状，再直接贴敷于穴位的方法。通过穴位刺激和药物吸收，以达到调整阴阳、扶正祛邪的作用。有研究表明，口服益肾汤（由黄芪30克、党参30克、熟地15克、山萸肉15克、山药30克等组成）联合肾俞穴外敷活肾散（主要成分为川椒24克、红花15克、防风24克、麻黄20克、桂枝24克等，以醋调和），可有效减少脾肾气（阳）虚、瘀血阻络型糖尿病肾病患者尿蛋白，调整血脂及血液流变学指标。

药浴、足浴熏蒸

药浴、足浴熏蒸以中医辨证论治为基础，脏象学说、经络传导理论为依据，根据西医学的皮肤、黏膜吸收与物理刺激原理，通过药物浸泡全身或局部，达到宣泄腠理、通调血脉，促进体内毒素排出的作用。有研究采用滋阴润肤方（内含生地15克、首乌12克、乌梅12克、防风12克、玉竹12克等）对尿毒症性皮肤瘙痒症患者进行全身药浴治疗，有效改善了血液透析患者的皮肤瘙痒症状，且有助于改善患者的睡眠质量。

中药灌肠法

中药灌肠疗法是将中药药液从患者肛门灌入直肠或结肠，使药液保留在肠道内的治疗方法。中药经肠黏膜吸收后，可达到清热解毒、软坚散结等作用，并能调节肠道菌群、促进肠蠕动、加快代谢废物和肠源性尿毒素排泄。临床应用的灌肠原液的主要成分为大黄，大黄具有泻下攻积、清热凉血、逐瘀通经之功效，对治疗慢性肾衰疗效确切。

其他外治法

包括艾灸、熏香、脐疗、耳穴压豆、穴位注射、中药离子导入等。已有研究表明，这些方法均有助于改善慢性肾病患者的临床症状，提高生存质量。

需要注意的是，慢性肾病病程长，病因、病机复杂，治疗需听从专业医生的建议。

李　响

艾灸的功效

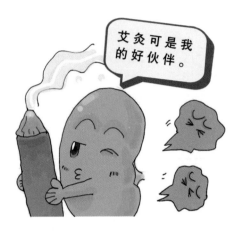

肾友们往往会出现腰酸膝软、食欲减退、头晕心慌、水肿等脾肾亏虚的症状，在中医看来，这些症状与肾、脾、肺功能失调有关。向肾友们介绍一种有助于调和脏腑阴阳平衡的中医外治法——艾灸。

艾灸的原理

艾灸是我国中医传统疗法，利用燃烧的艾绒或艾条熏灼、温熨体表特定腧穴或病变部位，借助灸火的温和热力，通过经络传导，达到祛湿散寒、行气活血、消瘀散结的作用，对多种阴证、寒证及虚证疗效显著。现代研究表明，艾灸可以通过温热刺激，促进吞噬细胞对细菌的清除，调控血管舒缩和炎性因子释放，调节神经-内分泌-免疫网络，进而达到防治疾病的目的。

艾灸与肾病

艾灸的温热刺激可以温肾壮阳、健脾化湿，通利三焦水道，助气化而泄水浊，对以脾肾阳虚为主要病机的慢性肾病患者有较好的治疗效果。大量临床研究表明，艾灸联合西药治疗慢性肾脏疾病的效果明显优于单纯西药治疗。艾灸配合内服中药及其他治疗方法，有助于缓解慢性肾病患者的临床症状、改善生活质量、延长寿命。

　　临床上常选取肾俞、脾俞、命门、足三里、气海、关元、三阴交、涌泉等穴行灸，诸穴相伍，并诸穴之强壮作用，增强抗病能力。

艾灸注意事项

　　颜面五官、重要脏器、大血管附近的穴位，应谨慎施灸。

　　新生儿、儿童、经期妇女、妊娠妇女慎灸；痛觉障碍者慎灸，如合并周围神经病变的糖尿病肾病患者，皮肤感觉迟钝或消失，易灼伤皮肤；过饥、过饱、大醉等状态下，不宜施灸。

　　艾灸时，应注意避免艾灰掉落烫伤皮肤；有咽炎、咳嗽等症状的人群要考虑艾灸挥发物的影响。

　　艾灸疗法是肾病科的特色疗法之一，成本低廉、操作简单，患者接受度高。充分利用艾灸等中医传统疗法，有助于预防、控制和延缓肾病进展，可提高患者的生存质量，减轻社会负担。

李　响

中药养生代茶饮

　　代茶饮是中药的一种传统剂型，是在中医理、法、方、药理论指导下，以单味或者多味中药用沸水冲泡或熬煮而成，不拘时间随意饮用。既可除疾，亦可调理，缓缓而治，简单易行，深受大众喜爱。介绍几种常见的中药养生茶，大家不妨一试。

安神茶

　　症状：翻来覆去睡不着，数羊到天明，标配"熊猫眼"。

　　组方：合欢花6克、酸枣仁6克、连翘心3克。

　　作用：合欢花舒郁理气、养血安神，酸枣仁养阴润燥、宁心安神，连翘心清心除烦。

润燥茶

　　症状：秋燥伤津，口鼻干燥、皮肤干裂、心烦口渴、便秘不通。

　　组方：北沙参6克、芦根9克、杏仁3克。

　　作用：北沙参养阴生津，芦根清热生津、除烦，杏仁润肺通便。

滋阴茶

　　症状：腰膝酸软、手足心热、盗汗心烦。

　　组方：枸杞子6克、杜仲6克、石斛6克。

　　作用：枸杞子滋阴补肾、养肝明目，杜仲益精气、补肝肾，石斛养阴清热、生津利咽。

明目茶

　　症状：电脑、手机看久了，双目酸涩、视物昏花。

　　组方：桑叶3克、菊花3克、女贞子6克。

　　作用：桑叶清肝明目，菊花散风清热、平肝明目，女贞子滋养肝肾、明目乌发。

补气茶

　　症状：气短畏寒、四肢不温、体倦乏力、食欲不振。

组方：黄芪6克、当归6克、干姜1克。

作用：黄芪益气健脾，当归养血活血，干姜温中散寒。

此外，还有调脂茶（红景天3克、荷叶3克、绞股蓝3克）、降压茶（天麻6克、菊花3克、丹参6克）。

注意事项

用开水泡10～30分钟或用水煮5～10分钟，即可饮用，每日1剂，多次冲泡直至无味为止。

需根据体质、病证、时令、气候等，选择合适的中药代茶饮。不宜一年四季服用同一茶饮方，详情可以咨询医生。

汤璐敏

补肾食疗与药膳

常有患友们问："医生，我有慢性肾病，需要吃点什么补品吗？"答案是：因人而异，适量为佳。介绍四种常见补品及两款药膳方，供患友们参考。

适用于慢性肾病患者的补品

1. 黄芪

黄芪性甘、微温，具有很好的补气、消肿、利尿、止汗、生津养血等作用。研究表明，黄芪具有抗肾脏纤维化的作用，可有效延缓以糖尿病肾病为代表的慢性肾脏病的进展。

2. 冬虫夏草

冬虫夏草性甘、平，具有补肺益肾、止血化痰的功效，常被用来治疗慢性肾脏病中肺肾气虚者，慢性肾炎轻微血尿、蛋白尿者常属此证。值得一提的是，冬虫夏草假货较多，大家在购买前务必辨明真伪。

3. 海参

海参性咸、温，具有补肾益精、养血润燥的功效。海参是典型的高蛋白质、低脂肪、低胆固醇食物，加上其肉质细嫩、易于消化，所以非常适宜年老体弱、伴低蛋白血症的慢性肾脏病患者食用。

4. 人参

人参性甘、微苦、微温，具有大补元气、补脾益肺的功效。红参是参的熟制品，经过一系列炮制过程，性温，适用于阳气俱虚者。白参是指除红参以外的各种参加工品，常见的生晒参由人参根洗净、晒干制成，性平，适用于气阴不足者。

慢性肾脏病适宜药膳方

1. 黄芪茯苓粥

材料：黄芪15克，茯苓15克，粳米100克。

做法：黄芪切碎，茯苓切成小碎块，与粳米一起熬成粥后食用。

功效：益气健脾、利水。

适用人群：慢性肾脏病伴轻度蛋白尿、轻度水肿，表现为气虚水泛（气短、易乏力、舌体胖大、轻度水肿等）者。

2. 薏苡仁粥

材料：薏苡仁30克，大米100克。

做法：薏苡仁洗净，加水适量，熬成粥。

功效：健脾、利水消肿。

适用人群：肾脏病伴轻度水肿，表现为脾气不足、胃口差、大便软者。

慢性肾脏病的食疗需要在专业医生指导下，根据个人体质的差异，选择不同的食疗方法，按疗程服用，方能显效。当然，食疗只是一种辅助疗法，不能替代常规的药物治疗。

朱敏妍

给体质分个类

《中医体质分类与判定标准》归纳总结出9种中医体质基本类型，以下分别介绍各种体质的特点。

平和质

总体特征：阴阳气血调和。

具体表现：体态适中，面色红润，精力充沛，头发稠密有光泽，目光有神，睡眠良好，胃纳佳，二便正常，舌色淡红，苔薄白，脉和缓有力。平素患病较少。

气虚质

总体特征：元气不足。

具体表现：平素语音低弱，气短懒言，容易疲乏，精神不振，易出汗，舌淡红，舌边有齿痕，脉弱。

阳虚质

总体特征：阳气不足。

具体表现：平素畏冷，手足不温，喜热饮食，精神不振，舌淡胖嫩，脉沉迟。

阴虚质

总体特征：阴液亏少。

具体表现：手足心热，口燥咽干，鼻微干，喜冷饮，大便干燥，舌红少津，脉细数。

痰湿质

总体特征：痰湿凝聚。

具体表现：面部皮肤油脂较多，汗多且黏，胸闷，痰多，口黏腻或甜，喜食肥甘甜黏，苔腻，脉滑。

湿热质

总体特征：湿热内蕴。

具体表现：面垢油光，易生痤疮，口苦口干，身重困倦，大便黏滞不畅或燥结，小便短黄，男性易阴囊潮湿，女性易带下增多，舌质偏红，苔黄腻，脉滑数。

血瘀质

总体特征：血行不畅。

具体表现：肤色晦暗，色素沉着，容易出现瘀斑，口唇暗淡，舌暗或有瘀点，舌下络脉紫暗或增粗，脉涩。

气郁质

总体特征：气机郁滞。

具体表现：神情抑郁，情感脆弱，烦闷不乐，舌淡红，苔薄白，脉弦。

特禀质

总体特征：先天失常，以生理缺陷、过敏反应为主。

具体表现：常见于遗传性疾病患者，有过敏体质和先天性疾病。过敏体质者常见哮喘、风团、咽痒、鼻塞、打喷嚏等。

在肾病患者中，哪些体质最为常见呢？一般地说，慢性肾病患者，以气虚质、阳虚质、瘀血质、湿热质多见；高血压肾病患者，以阴虚质、痰湿质、血瘀质常见；IgA肾病患者，以气虚质、阴虚质、阳虚质多见；系统性红斑狼疮导致的肾病综合征患者，以湿热体质偏多。

了解自身体质，根据体质特点，有针对性地调整饮食结构，劳逸适度，不乱服保健品，对促进疾病康复有着重要的意义。

汤璐敏

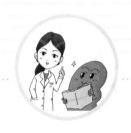

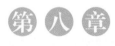

生活习惯

熬夜、失眠也会伤肾

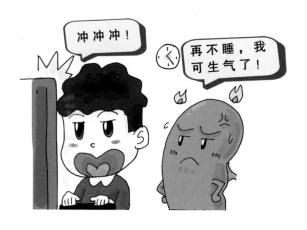

　　我们身体内部的器官都有着各自工作、休息的节律。熬夜、失眠会干扰肝脏的正常代谢、排毒功能，造成内分泌紊乱，诱发肿瘤发生，严重者甚至会发生猝死。熬夜、失眠对肾脏也有影响，尤其是对已经有慢性肾脏病的肾友们来说，睡眠不足的影响很严重。

　　熬夜、失眠会使肾功能下降

　　长期的睡眠时间减少、睡眠质量下降与慢性肾脏病的进展存在密切相关性。持续的睡眠障碍可引起尿蛋白水平升高，肾小球滤过率（eGFR）下降，加重肾功能恶化，增加终末期肾病的发生风险。

　　熬夜、失眠导致肾功能下降的原因

　　长期的昼夜节律紊乱和睡眠缺乏，打破了肾脏生理功能的昼夜节律，迫使肾脏每天"加班加点"过滤血液，势必有更多的肾小球"不堪重负、提前退休"。褪黑素、胰岛素、肾素等激素的分泌同样具有昼夜节律，长期熬夜及睡眠不足，激素分泌发生紊乱，会导致肥胖、糖尿病、高血压、心血管病等慢性病的发生，而这些疾病与慢性肾脏病的发生有明确关联。此外，睡眠不足会影响肝脏发挥代谢排毒的功能，使得血液中的代谢废物增加，进一步加重肾脏的负担。

中医如何看待失眠

失眠在中医上被称为"不寐""目不瞑"。轻者入眠困难或寐而易醒，甚至醒后不能再睡，重则彻夜不眠。阴阳之气自然而有规律的转化是睡眠的重要保障。气血充足、心有所养，卫阳入于阴而能寐。如出现情绪波动较大、情志失常、郁而化火，或脾失健运、气血化生乏源不能养心，抑或久病体虚、肾阴阳亏虚、心肾失交等，都能导致失眠。长期失眠又会进一步导致气血亏损、阴阳失衡，加重原有的病情。

在治疗上，医生会根据病情虚实及病位，给予患者安神定志丸、交泰丸、知柏地黄丸、酸枣仁汤等中药治疗。针灸、耳穴等疗法对失眠的疗效也不错。

由此可见，哪怕是年轻人、健康人的肾脏，在睡眠不足、失眠的长期"摧残"下，也会悄无声息地垮掉。饱受失眠困扰的朋友，要及时寻求治疗帮助。肾功能已经下降或患有慢性肾脏病的肾友们更要保证充足的睡眠，拒绝熬夜。

夏　佳　汤璐敏

肾病患者能运动吗

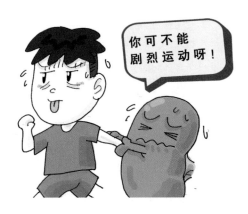

　　俗话说得好，生命在于运动。但很多肾友觉得自己生病了，不敢做运动。那么，患了肾病，就真的不能运动了吗？

久坐加重肾功能损害

　　久坐时间与机体健康、血液循环与代谢、心理健康均有关，这些因素都会间接影响肾脏健康。久坐会导致更高的心血管死亡率、更低的心理健康水平，以及更多的抑郁症表现。另外，久坐还可增加糖尿病和高血压的发病风险，而糖尿病与高血压是导致和加重慢性肾脏病的独立危险因素。所以，肾友们赶快站起来吧！

肾病患者如何进行运动

　　慢走是慢性肾病患者最适合采用的运动方式。研究表明，慢走可以明显降低未透析的慢性肾病患者的死亡率，推迟其开始肾脏替代治疗的时间。开始时，可每周慢走3次左右，每次10～15分钟，以后逐步增加运动量。

　　在病情稳定期，患者还可以进行有氧运动和抗阻训练。初期宜每周运动2次,逐渐增至3～5次/周。运动强度应根据患者运动耐受性制定,逐步增加。

有氧运动宜采用慢跑、骑自行车、游泳等,运动强度应控制在55%～70%最大心率,每次20分钟左右,每周2～3次。

抗阻运动宜每次进行8～10个多关节运动,每周2次,2次运动间隔至少48小时;运动强度宜控制在60%～70%最大心率。开始时,宜每个肌群训练1组,重复10～15次;后可逐渐增至2～4组,每组间隔休息2～3分钟;

注意事项

血压异常(过高或过低)、伴严重心肺疾病(肺充血、症状明显的快速或缓慢型心律失常等)、电解质紊乱(特别是低钾或高钾血症)、急性临床事件(急性炎症性疾病、运动相关肌肉痉挛、关节疼痛等)、深静脉血栓形成、骨关节病、外周水肿等患者,不宜运动。

剧烈运动会增加肾脏负荷,不但起不到保健作用,还会导致肾脏疾病进展;运动量过大可导致体内水分大量排出,有可能出现水电解质紊乱,加重病情;剧烈运动还会抑制机体免疫功能,增加发生感染性疾病的风险;糖尿病肾病患者剧烈运动可造成血糖剧烈波动;过多、过激的运动会使心脏超负荷运转,加重肾脏负荷。所以,肾友们要注意避免运动过量。

朱敏妍 李 响

夜尿增多怎么办

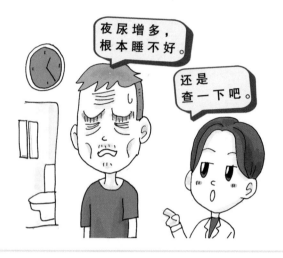

夜尿症，即在夜晚睡眠时醒来排尿。由于睡眠被迫中断，不仅使人主观上感到困扰，也会在一定程度上影响身体健康。夜尿增多的原因包括糖尿病、男性前列腺增生、肾脏疾病引起肾小管浓缩功能下降等，也有可能是水喝多了。针对不同的原因，有不同的应对策略。

减少液体摄入

液体摄入量和尿量高度相关。也就是说，食物和饮料中的液体总量越高，人体就会产生越多的尿液。简言之，晚饭和睡前控制液体的摄入量，可以有效减少夜间尿量。

减少钠盐摄入

吃得过咸（高钠饮食），随之而来的是明显口渴和大量饮水，也会产生大量尿液。有研究评估了728位志愿者每天钠盐摄入量和尿量，发现高钠盐饮食人群，无论是白天尿量、夜间尿量，还是排尿频率，都显著高于低钠盐饮食人群。因此，清淡饮食不仅能改善尿频和夜尿增多的症状，也有利于肾脏健康。

减少咖啡因和酒精的摄入

咖啡因和酒精是公认的具有强利尿作用的物质。含酒精饮料包括啤酒、红酒、白酒等。有夜尿症困扰的朋友，晚餐或睡前应尽量避免饮用浓茶、咖啡、奶茶、可乐及含酒精饮料。

糖尿病患者应控制好血糖

糖尿病患者在血糖控制不佳时，血液内的葡萄糖经肾脏滤过，并随尿液排出，因尿液的渗透压明显增高而影响水的重吸收，故而表现为多尿。已有研究证实，良好的血糖水平可以显著改善多尿症状。简而言之，就是通过药物和饮食严格控制血糖，可以改善包括夜尿增多在内的多种糖尿病症状。

如果排除了以上水或钠摄入过多、糖尿病病史等情况，夜尿增多症状仍然存在，患者应及早到医院肾脏科或泌尿外科就诊，对肾脏和前列腺等进行健康检查，并在医生指导下进行有效管理。

韦月韩

美了颜，为何却伤了肾

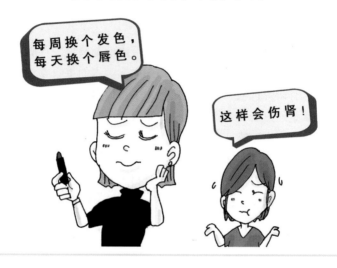

　　市面上的化妆品令人目不暇接，某些商家利用消费者急于求成的心理，通过添加汞、铅、砷等重金属，生产出见效迅速的美白产品。殊不知，这些重金属通过皮肤、呼吸道等途径进入人体，会导致急性或慢性肾损伤。那么，这些重金属是怎么损伤肾脏的呢？

　　肾脏是汞的主要排泄器官。汞在体内会形成较稳定的化合物，清除半衰期长达70天，排泄速度很慢，经皮肤等途径进入体内的汞，有80%会蓄积于肾脏，易发生中毒。急性汞中毒可导致急性肾小管坏死，造成少尿甚至无尿；慢性汞中毒可引起肾病综合征，导致四肢和颜面部水肿。

　　同时，肾脏也是铅的主要蓄积器官之一。铅可影响肾小球的发育，引起肾功能不全。长期、大剂量接触铅，可导致间质性肾炎，促进肾小球硬化、肾脏纤维化及高血压的发生。

　　砷化合物经人体摄入或者吸入后，可被完全吸收，并进入血循环与血红蛋白紧密结合。急性砷中毒可导致急性肾小管坏死、溶血，引起血红蛋白尿、血尿、少尿、蛋白尿；大剂量急性砷中毒可导致患者死亡。

此外，随着染发剂的大规模生产和使用，苯二胺（PPD）的毒性作用引起了医学界的关注。PPD是染发剂的主要成分，可导致过敏性皮炎、支气管哮喘、肾脏损伤，甚至癌症的发生。急性PPD中毒可导致血管内溶血，患者可出现肉眼血尿；可导致横纹肌溶解，患者可有四肢肿痛、血清肌酸激酶增高、肌红蛋白尿等表现；可导致急性肾损伤，患者可出现少尿、无尿、血肌酐升高等表现。长期接触PPD与慢性肾脏病的发生有关。部分美发店为谋取高额利润而选购廉价、劣质、含有苯胺类物质的染发剂，严重危害消费者的健康。

如何预防

（1）选用正规厂家生产的美容美发产品，不贪图便宜，不购买"三无"产品，不使用含有汞等重金属成分的化妆品。

（2）尽量少染发，最好不染发。选用合格的染发剂，尽量选择暂时性或半永久染发剂。

（3）一旦出现不适，及时就医。

徐　垚

你的工作会影响肾脏健康吗

工作占据了我们生活的大部分时间。虽说"打工人，打工魂"，但"打工人"也要注意身体健康。今天，一起来看看什么样的工作环境会对肾脏健康产生不利影响及如何避免。

工作时间是否要常常憋尿

憋尿不利于肾脏健康。一方面，尿液长时间滞留在膀胱，容易诱发尿路感染；另一方面，长期憋尿增加肾脏压力，久而久之，可能导致肾功能下降或发展为慢性肾病。

工作时间是否很少喝水

正常情况下，水摄入不足会导致血浆渗透压轻度升高，从而刺激身体分泌抗利尿激素（又叫血管加压素），从而增加尿液中水分的重吸收，减少尿量。抗利尿激素长期处于高水平，可加重肾脏负担，增加慢性肾病的发生风险。同时，排尿减少也会增加肾结石、尿路感染等发生风险。

是否长期在高温环境下工作

高温工作环境容易带来两个问题：第一，身体水分丢失过快，补充不足；第二，全身皮肤血管扩张，肾脏血液流量减少。因此，高温工作环境不仅会增加肾脏负担，还减少了肾脏的供血和供氧，增加肾脏病的发生风险。

是否过度劳累

高强度的体力劳动，巨大的工作压力和生活压力，长时间、高强度的脑力劳动等，都容易对肾脏造成伤害。因为人在疲劳、精神紧张等状态下，特别容易出现抵抗力下降。若经常如此，会导致细菌、病毒感染，甚至出现腰酸腰痛、腿肿、眼睑水肿、蛋白尿、血压升高等表现，最终发生肾损害。

该怎么办

　　憋尿、水摄入不足、环境温度过高等外在条件会对肾脏产生不利影响。因此，在有条件的情况下，尽可能及时排尿、合理饮水，不要使自己常常处于口渴状态，夏天避免过长时间户外工作。如果没有条件怎么办？那就想办法创造条件。尤其是肾病患者，更要注意避免以上危险因素。

韦月韩

肾脏不好，为何与牙有关

慢性肾脏病与牙周炎相互影响

牙周炎是由黏附于牙齿表面的微生物群形成的牙菌斑引起的、发生在牙周支持组织的慢性炎症。牙周炎是肾脏病发生和发展的诱因之一。牙周袋内的大量细菌和炎性渗出物会进入血液循环，造成全身炎症反应，激活免疫系统，继而诱发肾病或加重肾损害。同时，慢性肾病又会反过来加重牙周病，引起牙周组织破坏。此外，不少肾病患者长期服用激素和环孢素等药物，这些药物也会对牙齿健康产生不良影响。因此，重视不足挂"齿"的"小问题"，对预防肾脏病的发生及进展具有积极意义。

得了牙周病，怎么办

首先，应戒烟、少吃糖、少喝碳酸饮料、早晚刷牙、饭后漱口。其次，坚持使用牙线、牙间刷或冲牙器，辅助清洁牙间隙，以达到更好的清洁效果。第三，每年至少进行1次口腔健康检查、每年洁牙（洗牙）1次。对较严重的牙周病患者，医生会使用龈下刮治器刮除位于牙龈下的牙结石和牙菌斑。若经上述治疗后，牙周炎的症状还是比较严重，患者可能需要接受进一步的牙周手术治疗。

慢性肾病患者的牙周病治疗原则

合并高血压的慢性肾病患者，因服用地平类降压药引起牙龈改变的情况较多见，是否更换降压药应由肾脏科医生决定。

合并糖尿病的慢性肾病患者具有较高的牙周炎易感性，血糖控制不佳的患者更易出现牙周急性炎症。当出现急性牙周感染时，患者应立即去医院接受治疗，并定期监测牙周组织的变化。

对女性患者而言，月经期并非牙周治疗的绝对禁忌；在备孕期，应进行口腔检查并治疗牙周病；妊娠4～6个月时，可进行牙周洁治及刮治；牙周基础治疗不局限于妊娠中期，但应注意操作轻柔、缩短治疗时间，尽量减少损伤和疼痛刺激。

　　由此可见，慢性肾病患者牙周病的治疗是一套个性化的综合治疗方案，应在肾脏科、口腔科及产科等多学科医生的指导下进行。

马　晴

说说"感冒"那些事儿

感冒作为最常见的一类感染，确实会给肾病患者带来很多困扰。接下来，我们就围绕"感冒"这个话题，为大家解答内心常见的疑惑。

感冒会引起肾脏病加重吗

会。虽然不是每位患者、每次感冒都会导致肾病加重，不过总体来说，频繁感冒无疑会大大增加肾病康复的难度，大家一定要引起重视。

肾病患者为什么更容易感冒

原因是多方面的。最重要的原因是，肾病患者需要服用激素、免疫抑制剂等药物，这些药物会抑制患者的免疫系统，导致肾病患者更容易发生各种感染。

此外，肾病患者可能存在蛋白尿、低蛋白血症、肾功能下降、营养状态差等问题，这些因素也都会导致免疫力下降。

感冒后肾病加重有哪些表现

有的患者可出现肉眼血尿，或者出现腰痛、眼皮肿、脚肿、泡沫尿增多等表现，严重者可能出现急性肾损伤，血肌酐大幅上升。怀疑肾病加重时，患者应去医院化验尿常规、肾功能等指标，评估具体情况。

肾病患者感冒后可以吃什么药

普通感冒主要分为病毒性和细菌性两种，病毒性感冒大多无需治疗，充分休息、多喝水即可自愈。细菌性感冒患者可在医生指导下使用肾毒性较小的抗生素进行治疗。

如果体温升高至38.5℃以上，患者可以在医生指导下使用退热药。不过，服用退热药有一定的肾损伤风险，不能滥用，必要时可在医生指导下使用，并注意监测肾功能。

肾病患者感冒时需要注意什么

感冒时若大量出汗、呕吐，要警惕脱水，注意监测血压，以免低血压造成肾脏灌注不足，进而伤肾。因感冒而失水时，患者要注意多饮水，适当喝果汁、淡盐水等，以补充丢失的电解质。

此外，正在服用大剂量激素、免疫抑制剂的患者，一旦出现感冒、发热、咳嗽等情况，不要拖延，应及时联系医生。因为这部分患者的免疫状态低下，若不及时处理，有可能进展为特别严重甚至危及生命的感染，大意不得。

杨小茜

吸烟对肾脏有危害吗

大家或许都听说过"吸烟伤肺"。因此，对患有慢性病（如心血管疾病、糖尿病、慢阻肺等）的人，医生都建议戒烟。殊不知，"吸烟也伤肾"。今天，我们就带大家一探究竟，看看吸烟对肾脏究竟有没有损伤。

吸烟会直接和间接损伤肾脏

吸烟对肾脏的危害是毋庸置疑的。香烟中有许多物质（如尼古丁、重金属等），都是肾毒性物质。这些物质进入体内后，会直接损害肾细胞。同时，吸烟会导致高血压、糖尿病、心血管损害、肾动脉粥样硬化等，可间接导致肾损伤。

吸烟损害肾脏的具体表现有哪些

有研究表明：吸烟者的肾功能下降速度更快，比非吸烟者高83%；吸烟量与肾损伤呈正相关，吸烟量越大，肾损伤及肾病进展的风险越高；与不吸烟的人相比，每天吸5支烟的人，3年内肾功能下降30%。

原本没有肾病的人，若长期吸烟，也可能出现持续性蛋白尿，而蛋白尿是肾损伤的最直接表现。无论男女，每年吸烟量累计达25包（500支）时，慢性肾病的发病率会明显上升。

哪些慢性肾病患者需要格外注意

慢性肾病患者均应控制吸烟，但存在以下患者则需要格外注意：一是糖尿病肾病患者，吸烟患者肾功能下降的速度是不吸烟患者的4倍多；二是尿毒症患者，吸烟除进一步损害肾功能外，还会诱发或加重并发症，如出现心室肥厚、发生心血管事件等。

及时戒烟的好处

戒烟24小时内，可出现血压和心率的下降。戒烟6个月，心血管疾病各危险参数值降低，动脉僵硬度改善。戒烟1年，冠心病发病风险降低50%，慢性阻塞性肺疾病患者的死亡率下降32% ～ 84%。肾病患者戒烟，可以减少尿蛋白，延缓肾功能恶化。

周 航